DE

L'OSTÉOMYÉLITE AIGUË

PENDANT LA CROISSANCE

DE

L'OSTÉOMYÉLITE AIGUË

PENDANT LA CROISSANCE

PAR

LE Dr LANNELONGUE

CHIRURGIEN DE L'HOPITAL SAINTE-EUGÉNIE
AGRÉGÉ A LA FACULTÉ DE MÉDECINE DE PARIS

———

PARIS

ASSELIN ET Cie, LIBRAIRES DE LA FACULTÉ DE MÉDECINE
PLACE DE L'ÉCOLE-DE-MÉDECINE

—

1879

TABLE DES MATIÈRES

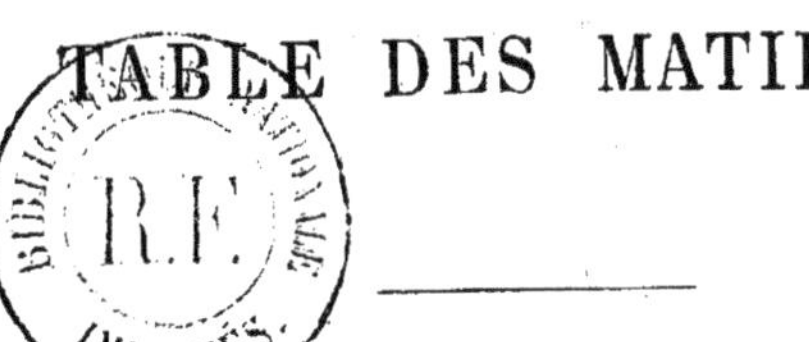

CHAPITRE QUATRIÈME

PHÉNOMÈNES TARDIFS.

CHAPITRE CINQUIÈME

CHAPITRE SIXIÈME

CHAPITRE SEPTIÈME

CHAPITRE HUITIÈME

FIN DE LA TABLE DES MATIÈRES

Les inflammations aiguës des os ont sur celles des autres organes le fâcheux privilège de provoquer des désordres beaucoup moins vite réparés. Faut-il en chercher la raison dans une organisation impropre à faire naître une impulsion favorable à la réparation ? Non certainement, car pendant la longue durée de ces inflammations de très grands efforts se produisent sans cesse dans ce sens; mais d'autres obstacles, d'ordre mécanique, inhérents au support, à sa texture particulière, rendent ces efforts impuissants et amènent parfois un résultat inverse du but poursuivi. Sans ces difficultés, l'évolution naturelle vers la guérison serait simple; par elles, l'affection prend le caractère d'une interminable durée. Il y a plus, la pathogénie du mal se trouve environnée d'une obscurité nouvelle; je m'explique : la pratique chirurgicale, surtout hospitalière, fournit à l'observation un groupe de malades atteints d'affections osseuses diverses, d'ordre essentiellement chronique. Ce sont gens de tout âge présentant, les uns des nécroses immobilisées dans un os, ou des fistules osseuses plus ou moins profondes, évasées, irrégulières et comme rameuses dans le centre de l'os. D'autres viennent avec un os d'un volume anormal affecté d'hyperostose, irrégulier dans sa forme autant que dans sa contexture, prédisposé par suite à subir les atteintes de poussées inflammatoires successives, engendrant elles-mêmes de nouveaux désordres. Ce sont enfin des malades qui montrent tous les symptômes d'un abcès osseux.

L'expression de ces formes cliniques est si variée, et peut recevoir du siège, ou de complications nouvelles, de telles modifications, qu'au premier abord la plus grande incertitude et le plus grand embarras règnent à leur sujet. D'où viennent-elles ? et qui les a créées ? Il est, je crois, facile de faire une réponse. Un lien commun rattache ces divers états à une même source d'où ils dérivent comme des rameaux éloignés de leur tronc principal. Ce lien originel est une ostéomyélite de l'enfance ou de l'adolescence, périodes pendant lesquelles les os croissent et se développent. Cette ostéomyélite laisse après elle des conséquences isolées ou multiples, simples ou compliquées selon les cas. Ses effets immédiats ont été suivis d'habitude jusqu'à une guérison complète en apparence. Survenant après une période de sommeil plus ou moins longue, les effets éloignés ne peuvent être reconnus qu'à l'aide d'un retour attentif dans le passé du sujet, époque lointaine qui peut remonter aux premières années de la vie chez un homme qui touche à la vieillesse. Ce retour est d'autant plus nécessaire que, depuis la première atteinte, la croissance de l'os s'est effectuée souvent au delà du mouvement physiologique normal. Aucune affection, en effet, ne jette un trouble aussi profond dans le développement des os ; dans la région occupée par le mal le volume de l'os s'accroît, sa longueur augmente; l'os cesse d'être symétrique de son congénère, et dans la section des membres dont il fait partie, il crée souvent de nouvelles attitudes qui ne sont plus en harmonie avec la forme et les usages de ce membre. Le développement de l'os conduit encore à une conséquence nouvelle : le déplacement de la lésion primitive.

Ce préliminaire me paraît justifier l'étude de l'ostéomyélite à l'âge de la vie qui en reçoit les atteintes de beaucoup les plus fréquentes, c'est-à-dire pendant la période de la croissance des os ; par contre, il est réservé aux autres âges d'en conserver les traces et d'en montrer les fâcheux effets.

CHAPITRE PREMIER

Synonymie. — Périostite rhumatismale. — Périostite phlegmoneuse (Schutzemberger). — Périostite diffuse (Holmes). — Périostite phlegmoneuse diffuse (Giraldès). — Périostite maligne (Volkmann). — Abcès sous-périostiques aigus, ostéomyélite spontanée diffuse, typhus des membres (Chassaignac). Ostéomyélite (Demme). — Décollement aigu des épiphyses, méningo-ostéophlébite (Klose). — Ostéite épiphysaire aiguë des adolescents (Gosselin). — Ostéo-périostite juxta-épiphysaire (Gamet). — Ostéo-périostite dia-épiphysaire (Salés). — Ostéo-périostite (Droin). — Ostéite aiguë ches les enfants et les adolescents (Sézary). — Médullite aiguë (Culot). — Nécrose aiguë (Spillmann). — Inflammation pseudo-rhumatismale des os et des articulations chez les adolescents (Roser). — Ostéite juxta-épiphysaire (Ollier). — Ostéo-périostite purulente aiguë (Poncet). — Ostéite phlegmoneuse diffuse (Ranvier). — Fièvre de croissance des adolescents (Richet).

Malgré tous les noms qu'elle a déjà reçus, peu d'années nous séparent à peine de l'époque où, se détachant d'un cadre obscur, cette affection a pris une place que son importance devait lui assigner. Ce n'est pas qu'elle fût née d'alors : elle date de plus loin, elle remonte à plus haut; mais on l'avait vaguement signalée et on en avait parlé suivant l'opinion qu'on se faisait de la nature de chaque partie d'un os. Pensait-on, comme Bichat, que le périoste était le centre d'où naissaient toutes les aponévroses de l'économie, on ne croyait pas à la suppuration de cette membrane, et on décrivait avec les auteurs anglais une forme essentielle de nécrose aiguë. Était-ce au contraire un décollement du périoste plus ou moins comparable à celui que Jean-Louis Petit avait signalé dans le scorbut qui frappait l'attention, on lui rattachait la mortification de l'os. Un effort de réaction contre

(1) Ce mémoire a été présenté à l'Académie de médecine le 28 mars 1878. Le premier chapitre a pour but d'indiquer les différentes phases par lesquelles a passé la question, sans prétendre en faire un historique complet.

la doctrine précédente fut tenté par Crampton en 1818 (1) et fit accepter désormais le nom de périostite. On doit encore citer Weir (2), Graves (3), Rognetta (4), Morven-Smith (5), Bérard (6), Stanley (7), qui sans modifier les idées d'alors nous conduisent à une époque plus récente.

Les travaux de Gerdy (8) sont, pour les affections osseuses, le point de départ d'une ère nouvelle. Leur influence fut considérable sur les progrès de la chirurgie de son temps. Bien que les deux mémoires de Gerdy se complètent l'un par l'autre, néanmoins le second, sur l'altération anatomique des os malades, établit seul les données sur lesquelles Gerdy édifia, d'après les rigoureux préceptes de la méthode anatomique, les différents modes de l'ostéite dont les formes n'ont pas changé depuis. Mais, en même temps, Gerdy avait aussi parfaitement reconnu l'étroite solidarité qui unit les différents tissus d'un os, conception absolument vraie au point de vue physiologique et qui domine toute la pathologie osseuse. De sorte qu'il est nécessaire d'établir une comparaison incessante entre l'un et l'autre tissu, dans les modifications qu'impriment à l'un d'eux les altérations de l'autre. Car s'il est vrai, comme le dit Ch. Robin (9), que parmi les tissus en cause « nul n'est l'agent de la formation, de l'accroissement, de la nutrition de l'autre », il est aussi vrai qu'une étroite solidarité fonctionnelle les unit ensemble. Indépendance et solidarité, telle est la notion essentielle de la modalité osseuse à tous les âges et à tous les états d'un os, mais surtout pendant sa période d'accroissement.

Loin de m'éloigner, ces considérations me ramènent direc-

(1) Crampton, *On periostitis* (Dublin hospital Reports, t. II).
(2) Weir, *The Glasgow royal infirmary's reports*, 1830.
(3) Graves, *De la périostite* (Gazette médicale, 1833).
(4) Rognetta, *De la périostite et de son traitement* (Bulletin général de thérapeutique, t. IX, 1835).
(5) Morven-Smith, *Archives générales de médecine*, 1839.
(6) Bérard, Dictionnaire de médecine en 30 volumes, *Maladies du périoste*, t. XXIII, p. 532.
(7) Stanley, *Treatise on Diseases of the Bones*, 1849.
(8) Gerdy, *Mémoire sur l'état matériel des os malades* (Archives générales de médecine, 1836, t. X), et *De l'ostéite* dans *Maladies des organes du mouvement*, troisième monographie, p. 80.
(9) Dictionnaire encyclopédique des sciences médicales, *Moelle des os, anatomie et physiologie*, par Ch. Robin, t. IX, 2° série, p. 25.

tement à mon sujet. En peu de jours, presque en quelques heures, se forment sous le périoste de vastes collections purulentes, et l'os qu'elles recouvrent a pris les apparences d'un os nécrosé.

Est-ce une lésion initiale du périoste qui fournit le pus, et produit ces changements de l'os? Est-ce au contraire une lésion primitive du tissu osseux? Telle est la question posée, sur laquelle il importe d'autant plus d'être fixé, que toute la thérapeutique en découle : aux faits seuls revient le droit de subordonner les théories.

Quand M. Chassaignac (1) fit paraître son œuvre, l'œuvre clinique la plus importante sur la question, il décrivit deux affections, l'une sérieuse, l'abcès sous-périostique, l'autre extrêmement grave, toujours mortelle, si on n'ampute pas : l'ostéomyélite.

M. Chassaignac créait ainsi deux étages dans les suppurations osseuses aiguës : l'un, indépendant, l'abcès sous-périostique, comportant une thérapeutique beaucoup moins sévère, dont l'incision et le drainage faisaient le fonds. Le second étage avait bien dès l'origine son autonomie, mais il étendait promptement sa distribution par le développement constant de l'aspect sous-périostique, et quelquefois même par une troisième complication, le phlegmon diffus, le tout constituant ce qu'il appelait d'une façon pittoresque le typhus des membres. Quoique la séparation ne fût pas nettement établie, néanmoins la distinction était trop séduisante pour ne pas être accueillie avec l'empressement qu'on devait mettre à suivre une idée par laquelle l'abcès sous-périostique rentrait dans la catégorie commune. Il ne se différenciait des autres abcès que par la considération d'une paroi osseuse qui pouvait le rendre moins favorable à la guérison. Mais ne savait-on pas, depuis les belles expériences de Troja, si souvent répétées, qu'un os peut supporter impunément sa dénudation? L'ostéomyélite, au surplus, étant beaucoup plus rare, on ne s'attacha d'abord qu'à la première affection, on ne monta que le premier étage.

L'ancienne et regrettée école de Strasbourg, personnifiée

(1) Chassaignac, *Abcès sous-périostiques aigus* (Mémoires de la Société de chirurgie, t. IV, p. 281). *Mémoire sur l'ostéomyélite* (Gazette médicale, 1854, nᵒˢ des 19 août, 9 et 16 septembre).

dans Schutzemberger (1), Bœckel (2), venait d'ailleurs apporter une sanction nouvelle en assignant à l'affection une origine rhumatismale ; elle se trouvait ainsi ramenée à la dénomination ancienne de périostite, et pour mieux la caractériser elle l'appela périostite phlegmoneuse. Mais, comme il fallait mettre la théorie en harmonie avec les faits, elle n'eut aucune répugnance à déclarer que, de la superficie, l'affection gagnait la profondeur, que l'os, en un mot, se nécrosait consécutivement à la dénudation du périoste. Ce fut désormais le nom que porta l'affection, car les idées de Strasbourg trouvèrent un puissant écho dans une des voix les plus autorisées parmi vous : j'ai nommé Giraldès (3).

Tour à tour dans son enseignement, dans ses travaux et dans ceux de ses élèves Louvet (4), Bourneville, Giraldès soutint avec chaleur la cause de la périostite phlegmoneuse diffuse. Et pourtant lorsque, en 1876, Giraldès venait porter à votre tribune la question des résections dans cette périostite, n'élevait-il pas lui-même une contradiction sur sa propre doctrine : comment et pourquoi réséquer si ce n'était qu'une affection du périoste ?

Dans l'intervalle, d'importants travaux venaient de se produire. Le réveil date du mémoire de Klose (5) sur le décollement spontané des épiphyses. Mais s'il ajoute un élément nouveau relatif à la soudure de ces éminences, ce mémoire est très incomplet sur la question dont le chirurgien de Breslau n'a vu qu'une partie. Cette même année 1858 devait être féconde, et le mémoire de M. le professeur Gosselin (6) paraissait à courte distance de celui de Klose.

En lui donnant le titre d'ostéite épiphysaire des adolescents, M. Gosselin cherchait surtout à mettre en relief l'influence d'une cause prédisposante nouvelle, celle du cartilage épiphysaire à une époque où cet organe possède sa plus grande activité fonctionnelle, c'est-à-dire pendant l'adolescence, avant

(1) Schutzemberger, *Gazette médicale de Strasbourg*, 1853.
(2) Bœckel, *Gazette médicale de Strasbourg*, 1858 ; second mémoire, *Gazette médicale de Strasbourg*, 1870.
(3) Giraldès, *Leçons cliniques sur les maladies chirurgicales des enfants*, p. 588.
(4) Louvet, *De la périostite phlegmoneuse diffuse*. Thèse de Paris, 1867.
(5) Klose, *Archives générales de médecine*, 1858, t. II, p. 14.
(6) Gosselin, *Archives générales de médecine*, 1858, t. II, p. 513.

l'achèvement de l'ossification. M. Gosselin reconnaissait en même temps que ce cartilage n'était ni le siège primitif, ni le siège exclusif de l'affection. Dans ses derniers travaux, dans ceux de ses élèves, il est en effet établi que si l'adolescent y est plus exposé, tous les âges de l'enfance peuvent en être atteints.

L'attention était donc de nouveau appelée sur ce sujet, et un peu plus tard, l'école de Lyon, sous une forme un peu différente, reproduisit, dans l'ostéite juxta-épiphysaire (1), des vues analogues à celles de Paris.

Toutes ces nouvelles dénominations ont un même défaut, celui de circonscrire l'affection dans une région où elle ne reste que fort peu de temps confinée. Au surplus, n'est-il pas devenu impossible de les conserver, en présence de ce fait, mis hors de doute par un assez grand nombre d'exemples, que l'affection frappe aussi bien que les os longs les os plats et les os courts, c'est-à-dire les espèces d'os dépourvus d'épiphyses ?

Il appartenait d'ailleurs aux recherches histologiques de jeter une lumière plus nette dans le champ de ces interprétations. Avec l'aide de l'expérimentation, il fut bientôt démontré que toute irritation de la moelle osseuse se traduit aussi par une altération du tissu osseux lui-même qui se propage jusqu'au périoste dès qu'elle atteint une certaine intensité.

Ainsi que le soutient M. Culot (2), auteur d'une thèse importante qui reflète à cet égard les opinions de MM. Robin, Ranvier et d'autres histologistes, la moelle est bien définitivement le siège primitif de l'affection.

Mais deux parts sont à faire, et si l'une, celle des altérations médullaires, est la première en date, la seconde, celle des altérations de l'os ou du périoste, inséparable de la première, va prendre et tenir dans la suite une prépondérance incontestée. A ce titre, le nom d'ostéomyélite me paraît être celui qui répond le mieux aux exigences d'une *définition.*

Ainsi, pour résumer ce qui précède, les auteurs, en se servant de termes différents, ne pouvaient avoir pour objectif la

(1) Gamet, *Ostéo-périostite juxta-épiphysaire.* Thèse de Paris, 1862.
(2) Culot. Thèse de Paris, 1871, *Des médullites.*

description d'espèces différentes, ni même celle des formes
multiples d'une affection qui se présente toujours avec le
même ensemble de manifestations remarquables par leur rapidité et leurs allures graves. C'est ce dont témoigne une étude
attentive des faits. Prend-on la peine de les soumettre à une
analyse judicieuse, on est conduit à les séparer en deux groupes : le premier comprenant tous les faits suivis de mort, où
l'on a pu, par conséquent, procéder à l'examen des os ; j'ai
fait dans un tableau un relevé de ces faits : sans aucune exception, tous établissent que la moelle osseuse était atteinte
en totalité ou en partie, alors que le périoste ou le tissu osseux
n'offraient que des altérations moins avancées. Je crois qu'il
ressortira de la lecture de ce travail, que dans le second groupe
qui renferme les cas heureux, les circonstances mêmes dans
lesquelles est survenue la guérison prouvent d'une manière
indéniable que l'affection a la même origine, le même siège,
une évolution identique en un mot.

Ce n'est pas d'ailleurs pour une vaine discussion de mots
que, cherchant à rendre justice à nos devanciers, je me suis
attardé dans les considérations qui précèdent. Les questions
les plus simples ou les plus complexes de la thérapeutique se
rattachent directement à elles.

Admet-on une forme simple de l'abcès sous-périostique,
l'incision doit suffire : quant à l'ostéomyélite, la règle, une
règle impérieuse, avait été posée par M. Chassaignac, et
n'a pas été reniée depuis : « L'amputation, dit-il, doit être
faite aussitôt que le diagnostic est certain. » Son lieu d'élection est la première articulation saine au-dessus de l'os malade.

D'une part, on ne faisait pas assez ; de l'autre, on allait trop
loin. Aussi conçoit-on la faveur avec laquelle fut accueillie une
pratique intermédiaire préconisée par Holmes, en 1865 (1) : la
résection de l'os affecté.

Sans nul doute, la résection, comme d'ailleurs l'amputation
du membre, trouvent dans quelques cas des indications précises, et j'en discute longuement l'opportunité dans mon travail ;
mais leur emploi ne doit avoir lieu qu'après l'échec d'une

____

(1) Holmes, *The Lancet*, mars 1866, traduite et commentée dans la *Gazette
hebdomadaire*, 25 mai et 22 juin 1866, par Verneuil.

méthode qui ne serait d'ailleurs que l'imitation de la nature, si
la logique n'en faisait pas un rigoureux devoir ; je veux parler
de la trépanation osseuse.

La trépanation me paraît en effet la seule méthode dont
l'opportunité et les indications soient indéniables. Tout d'abord,
donner par l'ouverture du trépan une issue au pus que contient l'os est une conduite comparable à celle qui se tient en
chirurgie toutes les fois qu'il existe quelque part une collection menaçante. En cela d'ailleurs, on ne fait qu'imiter la
nature qui prépare l'issue des liquides par l'agrandissement
des divers canaux de l'os : mais cette préparation, exécutée
incomplètement et avec trop de lenteur, favorise les effets
septiques de l'ostéomyélite sur l'économie entière. Le trépan osseux étant, dans l'espèce, l'acte le plus simple et le
plus inoffensif, on a de la peine à concevoir qu'il ait pu tomber
dans la plus entière désuétude.

C'est sa réhabilitation qu'avec de nouveaux faits je revendique aujourd'hui.

Lorsqu'en 1839 parut le mémoire de Morven-Smith, quatre
faits y étaient consignés, quatre faits de prompte guérison
après le trépan des os. Étaient-ce donc des faits exceptionnels
ou d'une autre famille pathologique ? Leur lecture ne saurait
laisser subsister un doute : ils sont identiques à tous les autres, à ceux que quinze ans plus tard publiait M. Chassaignac
dans ses deux Mémoires sur les abcès sous-périostiques et
sur l'ostéomyélite.

Mais ces faits sont tombés dans l'oubli, et les abcès sous-
périostiques, considérés comme une suite naturelle de la
périostite phlegmoneuse diffuse, sont devenus presque exclusivement l'objet de la préoccupation des chirurgiens. On a
cédé à l'entraînement de l'École de Strasbourg en rattachant
comme elle l'ostéomyélite à la périostite, ou on a cru avec
M. Chassaignac que l'ostéomyélite et cette périostite étaient
deux identités pathologiques nettement séparées, l'une
très rare, l'autre très commune. Sous l'empire de ces
croyances, on a préconisé la simple incision de l'abcès ou
l'amputation du membre. De ces deux pratiques, l'une est
insuffisante, et je n'ai qu'à nommer l'autre pour n'avoir pas à
la rapprocher du simple trépan. Depuis le mémoire de Mor-

ven-Smith, j'ai trouvé un curieux exemple de trépanation : il est consigné dans le second mémoire de Bœckel, 1870.

L'intérêt qui s'y rattache mérite qu'il soit connu : Un garçon de seize ans est pris de périostite phlegmoneuse diffuse du tibia droit ; Hergott incise le long de cet os; un peu plus tard le tibia gauche se prit, et, sur le conseil de Bœckel, Hergott trépana ce tibia hâtivement ; il ne s'écoula que du sang, mais l'affection s'arrêta, et cette poussée n'eut pas de suite. Il n'en fut pas de même pour le tibia droit, qui n'avait pas été trépané : il s'effectua une séparation de la diaphyse et l'on eut alors la crainte d'une suppuration du canal médullaire; on le trépana tardivement, plus d'un mois après le début, et le trépan donna issue à un écoulement abondant de pus. Il ne me paraît pas douteux que dans ce fait la trépanation a arrêté les progrès de l'affection du côté gauche, et tout porte à croire qu'elle aurait eu un semblable résultat à droite, si l'on avait recouru au trépan à un moment opportun.

Enfin je rapporte à mon tour huit observations nouvelles où cette pratique a atteint son but, bien qu'elle n'ait pas toujours été suivie de la guérison; il y a eu trois morts.

Qu'il me soit permis maintenant de formuler quelques conclusions de ce travail, qui repose sur une étude de la question à laquelle j'ajoute l'analyse de vingt-quatre nouveaux faits.

1° L'affection décrite par les auteurs sous le nom de nécrose aiguë, phlegmoneuse diffuse, d'abcès sous-périostique, d'ostéite épiphysaire aiguë des adolescents ou juxta-épiphysaire, pseudo-rhumatismale des os et des articulations chez les enfants, n'est en réalité qu'une ostéomyélite aiguë.

2° Les os longs y sont le plus exposés, mais les os courts du pied, de la main, de la colonne vertébrale et les os plats du tronc et du crâne y sont également sujets; elle prend une gravité peut-être plus grande dans ces deux dernières espèces d'os.

3° Dans les os longs, son siège primitif se trouve dans l'encoche qui unit les diaphyses aux épiphyses, plus ou moins près du cartilage épiphysaire; dans une proportion de 15 à 20 pour 100 environ, ce cartilage demeure intact et l'affection progresse indifféremment vers l'épiphyse ou la diaphyse ou dans ces deux directions à la fois. Elle ne suit donc pas la marche ascendante qu'on lui avait assignée primitivement.

4° L'une des conséquences les plus promptes de l'ostéomyélite est un décollement du périoste avec abcès sous-périostique ; mais la présence de cet abcès n'est pas une condition nécessaire de l'affection. Les conséquences les plus prochaines après l'abcès sont une nécrose ou un affaiblissement de l'os par destruction de son cartilage épiphysaire ou par raréfaction osseuse. Les nécroses présentent une série de variétés parfaitement explicables par la nature du travail de l'ostéomyélite et les troubles circulatoires qui en découlent.

L'affaiblissement de l'os conduit à trois états nouveaux, distincts les uns des autres, qui sont les décollements épiphysaires, les séparations des diaphyses, les fractures spontanées. Enfin l'une des conséquences de la raréfaction osseuse est un abcès de l'os.

5° Parallèlement à la nécrose et à la raréfaction de l'os, il se fait un travail de réparation dont les efforts aboutissent à la constitution d'un nouvel os. La texture, la disposition du nouvel os, par rapport à l'os ancien, créent de nouveaux états qui dénaturent la physionomie primitive de l'affection.

Mais à cela ne se bornent pas les effets de la restauration : il se fait plus tardivement vers les extrémités osseuses, ou dans la continuité des diaphyses, des hypérostoses dont l'évolution n'a plus lieu dans le calme des évolutions physiologiques. Amenant une augmentation de longueur de tout un os, ou une augmentation partielle de volume d'une de ses extrémités, ces hypérostoses conduisent à de nouveaux rapports désormais ineffaçables dans les différentes pièces du squelette. De là des déviations partielles ou totales d'un membre, des attitudes vicieuses dont le mécanisme ne relève que de ces changements.

6° Les complications articulaires n'existent pas toujours : leur apparition aggrave singulièrement le pronostic de l'affection ; il en est de même de l'existence des ostéomyélites secondaires dont les atteintes sont si communes pendant le cours de l'affection.

7° Dès que le diagnostic de l'affection est établi, la trépanation de l'os est la seule méthode dont l'opportunité et les indications soient indéniables. L'affection ayant une origine

constante à l'une des extrémités des diaphyses, c'est en ce
point que les désordres seront le plus accusés, au début comme
plus tard ; c'est là un premier lieu pour la trépanation. Mais
une simple ouverture sera le plus souvent insuffisante : elle le
sera toujours si le décollement du périoste ou l'abcès périostique s'étend sur une certaine longueur de la diaphyse. D'où la
nécessité d'en pratiquer une seconde : cette seconde ouverture est d'autant plus nécessaire que, chez les jeunes sujets, le
canal médullaire n'arrive pas jusqu'aux épiphyses : par suite
la première ouverture au lieu d'élection ne saurait l'atteindre ;
elle n'en sera pas moins utile et évacuatrice, car le pus existe
dans cette région spongieuse probablement avant d'apparaître
dans le canal médullaire.

La seconde trépanation devra prendre la direction de ce
canal toujours placé au centre du cylindre; une seule incision suffit pour pratiquer ces deux trépanations que je place
d'habitude à un pouce l'une de l'autre. Mais s'il existait un
vaste décollement du périoste, je crois utile de faire une seconde petite incision à la partie la plus inférieure du décollement et de pratiquer à ce niveau un troisième trépan.

La présence d'un abcès sous-périostique n'est nullement
nécessaire pour l'application du procédé : on peut même
assurer que la trépanation sera d'autant plus efficace qu'on y
aura eu plus promptement recours.

Chaque os présente à ses extrémités une région où l'on
arrive sur lui par une voie plus facile que l'on devra suivre.

La trépanation de l'os, étant la méthode thérapeutique la
plus rationnelle et absolument inoffensive, doit être appliquée
avec hâte ; mais elle n'est pas à l'abri d'un échec, et il importe
de dire qu'elle ne rend nullement moins favorable l'adoption
d'un autre parti, la résection ou la mutilation par amputation.

Enfin, dans l'ostéomyélite des os du crâne, la trépanation
est la seule ressource qui soit offerte pour l'évacuation des
collections intra-crâniennes.

CHAPITRE DEUXIÈME

OSTÉOMYÉLITE DES OS LONGS

ANATOMIE ET PHYSIOLOGIE PATHOLOGIQUES

L'ostéomyélite des os en croissance n'a pas un siège exclusif dans une variété d'os : les os longs, les os courts et les os plats isolés ou formant paroi d'une cavité, peuvent en être affectés ; mais ils n'y sont pas également exposés. Les os longs des membres, ceux du membre inférieur en particulier, en sont le siège le plus ordinaire. Sur 100 observations, j'ai trouvé, en effet, que 80 fois les os du membre inférieur avaient été l'objet d'atteintes primitives ou secondaires, tandis que le membre supérieur ne figure que 15 fois. Mais ce premier résultat ne se trouve pas nettement défini, car les atteintes secondaires relèvent peut-être déjà d'une septicémie dont une première poussée d'ostéomyélite serait la cause : aussi est-il plus concluant de relever les faits où l'affection est restée localisée à un seul os.

Le tableau suivant en rend compte :

MEMBRE SUPÉRIEUR		MEMBRE INFÉRIEUR	
Fémur	34 fois.	Humérus	5 fois.
Tibia	23 —	Radius	2 —
Péroné	3 —	Total	7 fois.
Total	60 fois.		

Sur les vingt-quatre faits nouveaux que je rapporte, l'affection reste vingt fois bornée à un seul os : fémur, 7 ; tibia, 7 ; péroné, 2 ; humérus, 1 ; omoplate, 1 ; radius, 1 ; os iliaque, 1.

L'ostéomyélite affecte bien moins souvent les os courts et les os plats : dans un certain nombre d'exemples, ces deux

variétés d'os ne sont prises que secondairement. Mais il est
des cas où les effets du mal n'ont été ressentis que dans un de
ces os ; ce sont les plus intéressants : le calcanéum, la rotule,
les corps vertébraux pour les os courts, les os du crâne, le
maxillaire inférieur, le scapulum, l'os iliaque pour les os plats,
sont, dans l'ordre indiqué, ceux où l'affection a été le plus fréquemment observée.

On comprend donc que l'étude qui va suivre soit faite avant
tout sur les os longs. Deux courts chapitres complémen-
taires traiteront de cette affection dans les os courts et
plats.

Pour la facilité de la description, j'ai dû établir des degrés
pour montrer l'ordre dans lequel se succèdent les lésions : ces
degrés correspondent à des états anatomiques différents. Ils
ne sont donc pas artificiels ; mais la marche du processus est
tellement rapide qu'on les trouve ordinairement associés. Le
second, par exemple, celui qui correspond à la suppuration de
la moelle, est fréquemment accompagné du premier placé dans
son voisinage, ou plus ou moins loin de lui. C'est donc pour
la commodité de la description que j'ai dû recourir à cette
distinction : en réalité, le passage d'un degré à un autre se
fait insensiblement.

D'autre part, une description générale de lésions à marche
rapide et à évolutions successives, entraînant des effets multiples et divers dans un organe à contexture complexe, m'a
contraint à me placer dans un cadre étendu, donnant une physionomie générale de tous les faits, sans être l'expression
d'un seul.

Or, dans un os long que j'ai pris pour type, les lésions peuvent occuper une étendue plus ou moins grande de cet os, le
tiers, le quart, la totalité, en y comprenant même ses surfaces
articulaires terminales.

Les lésions partielles sont les plus communes, et je démon-
trerai plus loin, par des preuves anatomiques, autour desquelles viennent se grouper les meilleures raisons cliniques,
que l'origine de ces lésions est à l'une des extrémités de la
diaphyse, plus ou moins près du cartilage épiphysaire ou conjugal : c'est là aussi qu'à toutes les périodes du mal se trouvent
les désordres les plus considérables.

Nous verrons enfin que ce sera en ce point que doivent se diriger les efforts de la thérapeutique.

Premier degré. — Les altérations portent simultanément sur la moelle et le tissu osseux. Les premières sont les lésions primitives et aussi essentielles, les secondes en procèdent de la façon la plus directe.

1° *Lésions de la moelle.* — Les caractères extérieurs de la moelle, sa couleur, sa consistance, ne prennent une valeur positive qu'en les comparant à l'état normal dans l'os symétrique. Pourtant, ils sont parfois tellement tranchés, qu'un simple examen peut être décisif. Mais alors il faut se rappeler que chez le nouveau-né et chez le tout jeune enfant, la moelle a une couleur rouge dans tous les os, comme avant la naissance. Elle conserve cette couleur dans les os du tronc et du crâne pendant la croissance et même dans l'âge adulte; elle la perd au contraire dans les os des membres où elle prend une couleur jaunâtre qui s'accentue de plus en plus avec l'âge. La consistance de la moelle est pulpeuse et comparable à celle de la pâte. Une rougeur différente de la rougeur normale et une augmentation de consistance sont les altérations du premier degré : ces deux états se peuvent montrer dans tous les points de l'os qui contiennent de la moelle dans le canal médullaire, dans le tissu spongieux des diaphyses, dans le tissu spongieux ou réticulé des épiphyses.

D'après Gerdy, la rougeur se montrerait tout d'abord sous la forme de points rouges, d'un piqueté que je n'ai pas eu l'occasion de rencontrer; le plus ordinairement, ce sont des taches d'un rouge plus ou moins vif, foncé, vineux ou éclatant, tranchant sur la coloration normale de la moelle voisine. Ces taches sont isolées, comme dans un fait de Courtin (1), qui signale une tache rouge d'un centimètre carré, placée au centre de l'épiphyse, et reposant sur le cartilage conjugal parfaitement blanc. On peut aussi rencontrer deux ou plusieurs taches isolées dans le tissu réticulé d'une épiphyse, et quelquefois tout ce tissu présente une coloration d'un rouge intense qui contraste avec l'aspect du côté opposé. La rougeur de la moelle se voit encore autour des infiltrations purulentes, au

(1) Courtin, *Bulletin de la Société anatomique*, 1848.

milieu des foyers de ramollissement et jusqu'à une distance plus ou moins éloignée du mal.

Gerdy et Broca n'admettent pas le gonflement de la moelle. Il existe pourtant à ce premier degré, où le tissu médullaire offre une consistance supérieure à l'état normal; mais ce gonflement est temporaire, et un état inverse, le ramollissement de la moelle, ne tarde pas à lui succéder.

Examiné au microscope, le tissu médullaire présente, avec une dilatation vasculaire considérable, d'importantes modifications de ses éléments. Une des premières consiste dans la disparition des cellules adipeuses.

Histologiquement reconnu et définitivement démontré par Verneuil (1), ce fait a pris une signification importante depuis les travaux de Ranvier (2) sur la disparition de la graisse dans les inflammations, et dans l'ostéite en particulier. Dans l'ostéomyélite, il est vrai, les cellules adipeuses ne disparaissent pas en entier : l'inflammation y développe tout d'abord un ou plusieurs noyaux ; elle transforme de plus la graisse insoluble de ces cellules en graisse saponifiable, c'est-à-dire en graisse susceptible de résorption. Dès lors, les noyaux inclus dans ces cellules deviennent libres, et ils vont infiltrer de toute part la moelle hyperémiée; les noyaux ne sont pas dissemblables des leucocytes, des éléments du pus. Ainsi se trouve accomplie la disparition des cellules adipeuses.

Le premier effet de l'inflammation ramène à un état embryonnaire des éléments dont l'évolution était définitive ; mais est-il l'unique origine de tous les leucocytes qu'on rencontre à cette période? Ranvier ne le pense pas, il croit que les éléments cellulaires normaux de la moelle, que les globules blancs du sang contribuent pour une part à cette active production. Robin et Verneuil y joignent encore la prolifération des médullocèles.

Avec l'infiltration des leucocytes, la moelle hyperémiée possède, en état de liberté, un nombre plus ou moins grand de globules rouges du sang.

2° *Tissu osseux.* — On serait dans l'erreur en pensant que

(1) Verneuil, *Notes sur les cellules du tissu médullaire des os et sur leur état dans la myélite* (*Gazette médicale* de Paris, 1852, n° 26).

(2) Ranvier, *Archives de physiologie normale et pathologique*, 1868, t. I, p. 73.

les lésions précédentes ont pour siège exclusif le canal médullaire. Les extrémités renflées des os, la moelle placée dans le tissu compacte, celle qui accompagne les vaisseaux jusqu'à la surface du tissu osseux, participent aussi aux lésions précédentes. On ne peut pas à l'œil nu se rendre compte de ces altérations de la moelle des canaux de Havers, mais le microscope en révèle les détails : ce sont les mêmes que celles du tissu médullaire des autres régions. Elles consistent dans le retour à l'état embryonnaire de toutes les cellules qui sont placées dans les canaux de Havers ; les nouveaux éléments forment autour du vaisseau une couche au sein de laquelle se trouve le vaisseau lui-même.

Il se produit dans le tissu osseux, pendant ce premier degré, des modifications qui ont avec celles de l'ostéite la plus grande analogie.

Dépouillées de leur périoste, les diaphyses prennent une teinte bleuâtre, nuancée légèrement en rose ou en gris, au lieu d'avoir la couleur uniforme blanc jaunâtre qui est ordinaire aux os ; vers leurs extrémités, un pointillé quelquefois très fin (Voy. pl. III, fig. 3) se montre à la surface ; plus bas, sur le corps de la diaphyse, des stries, des lignes rosées ou foncées de un à deux millimètres de long se distinguent par leur coloration. Enfin quelquefois de véritables taches rosées ou rouges à contours mal limités, appartenant aux parties plus profondes, visibles par transparence, se montrent à la surface de l'os à côté de marbrures plus ou moins vives.

On rencontre encore, à ce premier degré, de petites taches jaunes comme huileuses. Enfin parfois l'os a déjà en certaines places une couleur d'un blanc mat, couleur d'ivoire ; nous verrons plus tard quelle en est la signification.

Les lignes rosées ou plus foncées partent de la surface de l'os, puis elles s'enfoncent obliquement dans le tissu compacte. Ce sont les sillons des canaux de Havers agrandis, incomplètement remplis par un vaisseau dilaté, gorgé de sang ; autour de ce vaisseau se trouve un suc quelquefois huileux, plus souvent rouge. L'ouverture des canaux de Havers à la surface de l'os, au lieu d'être en bec de flûte, s'allonge encore et crée un sillon irrégulier. Si on enlève avec un scalpel la lame osseuse qui le recouvre, on trouve le

2

canal de Havers agrandi. Dans le tissu canaliculaire des extrémités des diaphyses les lésions ont le même caractère ; elles sont, là, plus accusées encore que dans le tissu compacte : les espaces de ces canaux sont agrandis et colorés par la moelle rouge.

Dans le tissu réticulé du canal médullaire ou de l'épiphyse les lésions ont un autre aspect. On sait en effet que les cloisons si déliées, si fines, qui forment ces parties de l'os sont dépourvues de vaisseaux ; aussi, quand par le lavage on les a nettoyées du tissu médullaire qui les recouvre, on ne remarque plus qu'un réseau d'une ténuité extrême dont les lamelles constituantes ont une blancheur exquise. Peut-être pourtant existe-t-il déjà à ce premier degré un commencement de raréfaction osseuse ; mais ce fait si évident au second degré n'est pas reconnaissable encore.

Second degré. — 1° *Tissu médullaire.* — Le second degré est caractérisé par le ramollissement de la moelle, par sa transformation purulente, par la présence de fongosités dans les espaces médullaires, quels qu'ils soient. La moelle ramollie se présente sous différents aspects : tantôt c'est une substance d'un gris sale, tantôt c'est une matière rougeâtre imbibée à la fois de sang et de pus.

Le ramollissement est limité à une partie plus ou moins profonde de la surface, ou comprend un tronçon plus ou moins étendu. Il est d'un gris jaunâtre (Voy. pl. IV, fig. 2), d'un gris sale, d'un rouge noirâtre, comparable à une véritable bouillie ; il colore dans le même ton les régions voisines de l'os.

Toutes ces différences s'expliquent par la présence d'une plus ou moins grande quantité de pus, par le plus ou moins grand nombre de globules rouges, par les suffusions sanguines qui ont eu lieu.

On apprécie ces détails avec netteté dans le canal médullaire où le ramollissement a, pour voisinage, tantôt des abcès médullaires, tantôt de la moelle rouge et quelquefois de la moelle saine ; mais on les trouve aussi dans le tissu spongieux dont les aréoles sont agrandies. Là, le ramollissement se montre sous les mêmes formes, moins appréciables à cause du petit volume de ces aréoles.

Dans les épiphyses comme dans les os courts on rencontre

plus spécialement une autre lésion déjà signalée par Klose, sur laquelle il convient d'appeler l'attention.

Au centre d'une épiphyse en plein tissu aréolaire on rencontre de petites dépressions ardoisées ou absolument noires. Ces dépressions, qui font tache à la coupe, sont en réalité des cavités pleines d'un liquide noir, de couleur sépia ou de couleur d'encre de Chine (Voy. pl. IV, fig. 1). Ces cavités ont une forme irrégulière, ovoïde, rectangulaire, une étendue double ou triple des aréoles normales ; elles communiquent avec les autres aréoles, et leurs parois sont très friables. On peut suivre quelques-unes de ces cavités jusqu'à la surface de l'os, où elles se continuent avec une veine oblitérée par un caillot noir ou rempli de sanie purulente. Mais on voit aussi à la surface de l'os les orifices de quelques-unes de ces cavités, sans qu'aucun vaisseau leur succède ; elles déversent alors sur l'os dénudé le liquide noir qu'elles contiennent (Voy. pl. II, fig. 1 et obs. XXI, p. 160).

A côté des points ramollis se trouvent des parties entièrement purulentes. A la coupe des os le pus se présente à l'état d'infiltrations, ou à l'état de collections d'un volume variable. L'infiltration se rencontre surtout dans le tissu réticulé ou spongieux, et là elle prend des aspects différents (Voy. pl. IV, fig. 1 et obs. VIII, p. 123).

Tantôt elle occupe la plus grande partie d'une épiphyse, et elle lui donne une coloration toute particulière d'un jaune d'autant plus intense que l'infiltration est plus considérable ; le lavage ne fait qu'atténuer cette coloration. Tantôt l'infiltration forme des taches isolées d'un jaune verdâtre et quelquefois d'un jaune vif ; plusieurs taches voisines peuvent se joindre. Le pus qui les constitue paraît poisseux, adhérent, mais s'enlève par le lavage. On trouve de ces taches en plein canal médullaire, au milieu de la moelle hypérémiée et turgescente ; mais elles sont plus nettes, plus frappantes dans les extrémités des diaphyses ou dans le tissu spongieux des épiphyses.

Toutes les aréoles du tissu spongieux des épiphyses peuvent être remplies de dépôts purulents, comme dans le fait de *Courtin* (*loc. cit.*), où on ne trouve à la coupe du fémur qu'une tache fort étendue commençant à un centimètre au-dessous du cartilage épiphysaire, et s'élargissant jusqu'à la partie moyenne de la diaphyse en regard de la dénudation. Le lavage enlève ce pus qui n'est pas encore assez diffluent pour s'écouler sans cela, et met à découvert le tissu osseux sous-jacent complètement privé de sa moelle ordinaire. A cette période ce sont déjà de petits abcès ; car chacune des petites cavités qui contient le pus pourrait porter ce nom. Pourtant on est dans l'habitude de désigner ainsi des espaces généralement plus considérables, circonscrits, placés dans le canal médullaire ou dans les épiphyses.

Le siège le plus ordinaire de ces abcès est la partie de la diaphyse qui confine à l'épiphyse. A ce niveau ils peuvent être complètement isolés du canal médullaire et prendre néanmoins un gros volume.

Ainsi, dans une observation de R. Petit (1) on trouve un abcès gros comme une noix, occupant l'extrémité inférieure du fémur et isolé du canal médullaire. On a même vu sur un même os, le tibia, deux abcès siégeant à chaque extrémité de la diaphyse de l'os, séparés des cartilages conjugaux par une couche de tissu compacte, et séparés aussi du reste de la diaphyse qui était tout entière séquestrée par eux. J'ai trouvé dans les faits publiés trois exemples identiques.

L'explication du siège de prédilection des abcès pour cette région de l'os est facile à donner ; c'est par là que commencent les lésions ; c'est là qu'elles ont la marche la plus active : l'infiltration purulente du début promptement suivie de raréfaction osseuse constitue le premier pas vers la formation de l'abcès. On comprend d'ailleurs que le pus formé à ce niveau se réunisse rapidement à celui qui ne tarde pas à paraître dans le canal médullaire. De là naissent de vastes cavités limitées par de l'os et par le tissu médullaire.

Il arrive aussi que la suppuration d'une extrémité de la diaphyse vienne donner la main à celle de l'épiphyse par des perforations du cartilage conjugal, ou par l'entière disparition de ce cartilage. Je reviendrai plus longuement sur ce fait.

Enfin on rencontre, indépendamment de cette suppuration diffuse, des abcès de l'épiphyse placés au centre de cet organe, ou plus ou moins près de la surface externe. La paroi de ces abcès

____

(1) *Bulletins de la Société anatomique*, 1865, p. 330.

est constituée par un tissu osseux, à surface unie, sans grandes
inégalités , sans membrane pyogénique tout d'abord. Mais
plus tard il se fait à la surface de la paroi une organisation qui
conduit à la formation d'une membrane molle, tomenteuse,
vasculaire , véritable membrane pyogénique (Voy. obs. XX,
p. 154). On peut encore trouver la paroi de l'abcès constituée
comme je viens de le dire, sauf sur une partie de son étendue, où c'est la surface d'une nécrose qui limite l'abcès.

Les abcès intra-osseux peuvent communiquer à l'extérieur
par de véritables perforations de l'os qui seront étudiées plus
loin. Enfin on a vu toute une épiphyse transformée en une
coque purulente dans laquelle vient baigner la diaphyse
nécrosée.

On rencontre moins souvent de véritables abcès dans le
tissu compacte, mais le pus s'y trouve aussi fréquemment
que dans les autres parties de l'os ; il suit les espaces agrandis
des canaux de Havers, mélangé ou non à quelques restes d'éléments médullaires. Dans une observation rapportée textuelle-
ment, les vaisseaux de l'extrémité inférieure du fémur à leur
sortie des canaux de Havers étaient accompagnés par une
couche d'un pus poisseux qui leur donnait l'apparence d'ap-
pendices cotonneux jaunâtres (Voir obs. XVIII, p. 147).

Dans les grands espaces médullaires, ou dans ceux nouvel-
lement formés dans le tissu compacte, on trouve, à côté des
foyers purulents, des fongosités plus ou moins abondantes;
nées de la moelle, ces granulations fongueuses sont plus
communes à une période plus tardive de la maladie.

2° *Tissu osseux*. — Le développement d'abcès plus ou moins
volumineux implique nécessairement la disparition d'une
partie de l'os : à un degré moins avancé le même effet se
produit. De là cette proposition dont les développements seront
mis en lumière par la suite : Dans l'ostéomyélite suppurative,
les espaces médullaires, quels qu'ils soient, sont agrandis au
moins temporairement. Dès lors les lésions du tissu osseux sont
comparables à celles de l'ostéite proprement dite et elles appar-
tiennent à la variété nommée raréfiante par Gerdy, qui en a dé-
peint la physionomie avec toute la rigueur d'exactitude que
comportaient les moyens d'étude dont il disposait. Ces altérations sont toujours plus accentuées dans les parties centrales de

l'os qu'à la surface, elles sont aussi plus accusées aux extrémités des diaphyses et dans le renflement qui les termine ; mais aucune partie de l'os n'en est à l'abri, et on les retrouve dans les épiphyses aussi bien que vers le milieu du corps des diaphyses : les lignes et les stries de la surface de l'os deviennent des sillons plus ou moins profonds ; aux orifices normaux irrégulièrement agrandis, succèdent des canaux droits et obliques, aboutissant dans le canal médullaire ou terminés en cul-de-sac, et dilatés au point d'atteindre la grosseur d'une plume de corbeau. Les parois de ces canaux ne sont pas lisses, elles sont inégales et anfractueuses. Quelquefois l'extérieur de l'os ne révèle presque aucune lésion : mais, enlève-t-on quelques lamelles superficielles vers les extrémités, on découvre un canal ou une cavité pleine de pus ou de fongosités. L'agrandissement des espaces osseux se montre avec d'inégales apparences dans les aréoles du tissu spongieux des épiphyses. La lamelle compacte qui recouvre ces éminences présente aussi un agrandissement des orifices normaux qui s'y trouvent. Enfin le canal médullaire est élargi partiellement, ou en totalité, par suite de la disparition du tissu réticulé qui en fait la limite. Partout, en un mot, où siège le mal, il y a eu résorption de la substance osseuse.

Ranvier a parfaitement établi que le tissu osseux formant paroi des espaces agrandis n'a subi aucune modification : tout au plus a-t-il remarqué que les corpuscules de ces lamelles osseuses ont un noyau plus évident, plus volumineux.

Aucune des hypothèses cherchant à expliquer la résorption de l'os ou sa disparition n'est suffisamment acceptable pour que l'attention doive s'y arrêter.

Durant cette phase apparaît une série de phénomènes d'un ordre opposé à ceux de la raréfaction. Procédant comme eux d'une inflammation, moins intense il est vrai, ils aboutissent à des formations osseuses dans l'os lui-même : leur terme est la condensation de l'os, son éburnation, son hypérostose. Désigné par Gerdy sous le nom d'ostéite condensante, par Gosselin sous celui d'ostéite productive, cet état se trouve tellement lié à celui des réparations osseuses que nous devons nous borner maintenant à une simple mention.

D'une raréfaction osseuse aux pertes de substance, qui re-

présentent comme des ulcérations, ou de véritables perforations, il n'y a qu'un pas. Ces pertes de substance sont quelquefois très étendues ; dans un fait d'Henrot (1), la partie
postérieure et inférieure de la diaphyse fémorale présentait
une large ulcération dépassant en profondeur la moitié de l'é-
paisseur du tissu compacte.

Dans un autre de Leroy des Barres (2), l'extrémité inférieure du corps du fémur montre un grand nombre d'anfractuosités ulcéreuses remplies de séquestres et de pus ; sur
l'épiphyse, sur le condyle externe, les ulcérations sont nombreuses, tapissées presque toutes par une membrane rougeâtre
de nouvelle formation. Au fond de quelques-unes d'elles se
trouvent de petits séquestres.

Dans celui de Stones (3) enfin, la lamelle osseuse du grand
trochanter de l'humérus a disparu et les cellules du tissu spongieux s'ouvraient à l'extérieur par cette ulcération.

Le mécanisme de ces ulcérations est le mécanisme obscur
de la résorption osseuse, ou celui, peut-être plus commun
dans les ulcérations superficielles, par lequel une lamelle osseuse recouvrant une cavité a été amincie de plus en plus dans
les points en continuité avec le reste de l'os et s'est détachée
à un moment donné. On trouve la preuve de ce dernier mécanisme dans la présence de séquestres lamellaires dans les
cavités osseuses.

Quelquefois ces pertes de substance s'enfoncent profondément dans l'os et constituent de véritables perforations conduisant dans la cavité d'un abcès, dans le tissu spongieux d'une
épiphyse, ou dans les parties terminales du canal médullaire.
Chassaignac cite l'exemple de quatre trous osseux dans l'extrémité inférieure du fémur aboutissant isolément dans une
cavité commune où se trouvait libre un séquestre lamellaire.
Il me paraît superflu de multiplier les exemples. Ulcérations,
canaux terminés en cul-de-sac, perforations, sont trois états
analogues dérivant de la marche d'un même processus.

Lésions du périoste. — Abcès sous-périostique.
— Le périoste prend une part des altérations précédentes, et

(1) *Bulletins de la Société anatomique*, 1864, p. 141.
(2) *Ibid.*, 1870, p. 60.
(3) Stones, *Medical Times*, 1859.

les noms de périostites phlegmoneuses ou diffuses, d'abcès
sous-périostiques, voulaient indiquer qu'il est le siège initial,
s'il n'est pas le siège exclusif de l'affection.

Cependant l'examen des faits, en dehors de toute opinion
préconçue, établit sans conteste que l'affection existe primitivement dans l'os, et que la participation du périoste ne fait
qu'en dériver. Cela n'infirme en rien d'ailleurs la règle ordinaire d'après laquelle les lésions inflammatoires de l'intérieur
de l'os sont traduites à l'extérieur par des altérations d'une
étendue proportionnelle : cette règle, quoique passible de quelques exceptions, trouve sa confirmation dans l'expérience suivante : « Ranvier provoque une ostéite chez un jeune animal
« et il observe un épaississement du périoste avec infiltration
« plastique sur une étendue directement en rapport avec l'alté-
« ration de l'os. » Cela ne devait-il pas être, étant donnée
l'existence, sous le périoste, d'une couche de moelle en continuité directe avec celle des canaux de Havers ?

On n'a eu qu'exceptionnellement l'occasion d'examiner
le périoste au premier degré du mal, et l'épaississement
expérimental signalé par Ranvier lorsqu'il irritait la moelle
n'est indiqué qu'à une période précédant l'abcès ; il n'en est
pas de même de l'épaississement du périoste aux limites
d'un décollement, celui-ci est fréquent ; il constitue un
caractère d'une importance clinique réelle, et j'y insisterai
plus tard.

Ainsi une vascularisation plus grande, un épaississement
dû à la prolifération de la couche sous-périostée et à l'infiltration plastique de la membrane elle-même, telles sont les
lésions du début.

Le décollement de la face adhérente du périoste par le pus
formé sur place et aussi par le pus déversé par l'os, d'où résulte l'abcès sous-périostique, est le fait le plus saillant de la
marche de cette affection.

Dans les premiers temps la résistance du périoste et la facilité avec laquelle il se sépare de l'os expliquent pourquoi le
pus s'étale et se répand au-dessous de lui sans former tout
d'abord une poche bombée.

Le développement de l'abcès est d'ailleurs favorisé par l'irritation du périoste qui prépare ce décollement et le rend plus

facile. Aussi ne tarde-t-il pas à prendre de grandes proportions.

Le décollement apparaît vers l'extrémité de la diaphyse et, trouvant moins de résistance du côté du corps de l'os, il s'étend le long de ses faces et de sa circonférence. Les points les plus adhérents, les lignes rugueuses d'insertion musculaire, les crêtes et les tubercules des os, lui créent quelquefois une barrière qui l'arrête, mais qu'il ne respecte que temporairement. De là ces vastes décollements occupant toute une diaphyse du tibia ou du fémur.

Il est ordinaire de rencontrer une dénudation limitée au quart, à la moitié de la longueur d'un os. On conçoit d'ailleurs les irrégularités de ces décollements subordonnés à la marche de l'ostéomyélite et rendus plus ou moins faciles selon les conditions anatomiques précédentes. Ainsi compris, l'abcès sous-périostique a pour surface une paroi molle, le périoste, une paroi dure, l'os. D'habitude il n'est constitué de la sorte que pendant un temps de courte durée. L'extensibilité du périoste est faible et limitée; elle ne pourrait suffire au développement qu'exigent ces grandes accumulations de pus. Le périoste se rompt en un point, ou se détruit dans une plus ou moins grande étendue : il se perfore ou disparaît. Dans le premier cas le pus se répand dans les parties molles qui lui forment plus ou moins vite une cavité nouvelle; dans le second, ce sont ces mêmes parties molles qui forment directement la paroi de l'abcès sous-périostique.

La portion du périoste respectée dans ce dernier cas se continue avec ces parties molles qui sont tantôt les faisceaux de muscles inégalement coupés, tantôt les aponévroses, et tantôt le tissu cellulaire. Lorsqu'il s'est produit une simple perforation, le pus s'infiltre dans les différents espaces qui lui sont ouverts, en formant alors des abcès en bissac dont le volume peut acquérir de grandes dimensions.

J'ai vu un exemple remarquable de cette variété d'abcès : sous la peau de la cuisse d'un jeune enfant se trouvait une vaste collection qui descendait au devant du genou, et ne permettait pas de reconnaître l'état de cette articulatiou. Vidée par une large incision, nous ne pûmes que soupçonner, par la marche antérieure de la maladie, qu'elle avait une origine osseuse. L'enfant succomba le lendemain ; à l'autopsie nous trouvâmes le périoste du fémur décollé dans presque toute sa diaphyse, et intact, sauf en un point, sous le triceps, où il existait une ouverture elliptique de un centimètre de long, qui communiquait avec la poche superficielle.

L'abcès sous-périostique communique quelquefois avec une et même deux cavités articulaires voisines, par l'intermédiaire de la synoviale. Il peut aussi être en rapport avec le canal médullaire, ou un abcès intra-osseux, par suite d'une perforation de sa paroi osseuse. Enfin, s'il existe en même temps un décollement de l'épiphyse, les surfaces décollées peuvent encore baigner dans la cavité de l'abcès, ou en être isolées.

Le développement des abcès sous-périostiques se fait ordinairement dans le sens du corps de l'os. Il procède comme l'ostéomyélite elle-même, c'est-à-dire de l'une des extrémités de l'os vers le milieu de la diaphyse, de bas en haut ou de haut en bas ; il peut ainsi acquérir un volume plus ou moins considérable, subordonné d'ailleurs à la promptitude de l'intervention chirurgicale. Dans les cas extrêmes, on voit l'abcès sous-périostique comprendre toute la longueur et toute la circonférence d'une diaphyse, et communiquer avec les deux jointures à ses deux extrémités. Il n'est pas non plus exceptionnel de rencontrer quelques exemples d'abcès sous-périostiques prenant une direction du côté de l'épiphyse et de la jointure, et se mettant en communication avec elle, en même temps qu'ils viennent affecter de nouveaux rapports avec un os différent de celui qui leur a donné naissance.

La particularité suivante met en relief l'origine centrale ou intra-osseuse des abcès sous-périostiques : autour d'un os affecté d'ostéomyélite, il se développe souvent, à quelques jours d'intervalle, deux et même trois abcès parfaitement distincts les uns des autres. L'un d'eux occupe l'une ou l'autre extrémité de l'os, et les autres apparaissent plus ou moins loin de ce siège primitif (Voy. obs. IX, p. 127).

Quand l'abcès sous-périostique occupe le voisinage d'une grande cavité séreuse, comme celle de l'arachnoïde ou de la plèvre, il se produit des fausses membranes qui protègent la cavité, au moins temporairement.

Le pus de ces abcès présente quelques variétés suivant

les périodes. Au début il est poisseux, épais, d'une coloration roussâtre ; plus tard il prend les apparences du pus phlegmoneux ; on le trouve souvent mélangé à d'innombrables gouttelettes fines, brillantes, dont l'origine est la graisse médullaire. Ce dernier caractère n'est pas absolu, et on en trouve la raison dans la disparition des cellules de graisse par l'inflammation.

Tout à fait au début de l'abcès, les liens vasculaires unissant le périoste à l'os ne sont pas détruits (Voy. obs. XVIII, p. 147 et pl. III, fig. 3) ; mais plus tard on n'en trouve plus vestige, et les gros vaisseaux de l'os, comme ceux des extrémités, ainsi que les vaisseaux nourriciers eux-mêmes, disparaissent à leur tour.

La paroi osseuse de l'abcès frappe dès le début par sa blancheur ; mais qu'on la regarde de plus près, on y reconnaît d'autres apparences : le blanc n'est pas uniforme, il a des teintes rosées ou grises, des lignes ou des taches qui ont une signification ; car, si on suit jour par jour les changements qui vont se faire, on reconnaît que là est l'origine du premier travail de réparation. Selon la marche de la maladie et les modifications de l'os, la paroi osseuse de l'abcès pourra être constituée par un séquestre ou un os nouveau. Mais alors l'abcès n'existe plus en tant qu'abcès ; une partie de la poche est plus ou moins comblée ; elle communique à l'extérieur par une ou plusieurs ouvertures ; des trajets, des fistules simples ou ramifiées vont de ces ouvertures au séquestre ; le mal a pris une nouvelle forme.

Pour terminer ce qui a trait au périoste, disons qu'aux limites du décollement l'état du périoste varie suivant les périodes : au début, dans les premiers jours, le périoste limitant l'abcès est épaissi, infiltré de sucs plastiques ; il succède à cet état une série de modifications à évolution prompte, rapide, qui conduisent à la formation nouvelle de tissu osseux ou à de simples épaississements qui s'atténuent dans la suite.

Telles sont les lésions essentielles ; elles portent avant tout sur la moelle de l'os et le tissu osseux ; puis elles gagnent le périoste ; il serait donc logique de considérer comme secondaires les altérations de cette membrane. D'autre part, leur fréquence, le rôle important qui leur est dévolu dans le mécanisme des nécroses, et la nouvelle physionomie qu'elles donnent à l'affection, imposent la nécessité de ne pas les séparer des premières.

Pour des motifs différents se placent au second rang les lésions qu'il me reste à décrire, qui manquent heureusement assez souvent ; c'est qu'en effet leur apparition amène une aggravation du mal, quelquefois extrême. Ce sont les lésions des parties auxquelles se rattachent la croissance de l'os, du cartilage conjugal, et celles des cartilages diarthrodiaux.

Altérations secondaires. — Lésions du carti-age conjugal. — Dans un certain nombre de faits, ce cartilage reste sain ; dans un certain nombre d'autres, on le trouve partiellement affecté ; dans d'autres enfin, ce cartilage a disparu, il est entièrement détruit, ou il n'en reste plus que quelques vestiges à peine reconnaissables ; ces derniers faits sont toujours en rapport avec des lésions épiphysaires et intra-articulaires considérables. On retrouve encore là l'ordre que suit l'évolution de la maladie.

Les altérations partielles dérivent d'un processus analogue à celui qui frappe le tissu osseux lui-même ; elles aboutissent à la formation de trous, de canaux, de solutions de continuité plus ou moins étendues. Une seule fois, à une époque rappro-chée du début, j'ai rencontré une coloration rosée intense de ce cartilage, plus prononcée en certains points qu'en d'autres ; mais je ne l'ai pas retrouvée, et elle n'est signalée qu'excep-tionnellement par Klose : on ne doit donc lui accorder qu'une importance accessoire. Il n'en est pas de même de l'amin-cissement partiel, de la destruction, de la perforation du car-tilage, dont les exemples sont nombreux. Je citerai, entre autres, celui de Chassaignac, où cet auteur décrit avec soin 4 perforations, 4 canaux creusés en regard des lésions os-seuses. Au pourtour de ces destructions, le reste du cartilage est aminci, en voie de transformation, ou au contraire par-faitement sain.

Dans le cas de destructions partielles étendues, à sa place existe d'habitude une nappe purulente intermédiaire, ou une pulpe grisâtre. Ces destructions partielles sont centrales ou périphériques. Les dernières occupent le tiers, le quart de son étendue : la connexion du cartilage et du périoste est alors détruite, et l'on voit le pus d'un abcès sous-périostique communiquer avec le nouvel espace créé.

Dans les destructions complètes du cartilage conjugal, les deux parties de l'épiphyse reposent l'une sur l'autre, en présentant des surfaces irrégulières, mamelonnées, hérissées de saillies. Un pus concret ou phlegmoneux séjourne dans le nouvel espace, ou communique librement avec l'abcès sous-périostique ou l'articulation voisine. Il s'est donc formé un nouvel espace dans le centre de l'épiphyse, espace libre dans lequel les deux parties sont mobiles l'une sur l'autre. Ainsi se trouve détruite la continuité de l'os ; ne lui étant plus rattachée par le cartilage conjugal, l'épiphyse lui reste seulement unie par quelques liens périphériques du périchondre ou du périoste : mais ces attaches sont trop incomplètes pour entretenir les anciens rapports. Le décollement est effectué, les surfaces s'abandonnent, obéissant à l'action musculaire ou à la position du membre, simulant alors des luxations ou des fractures. Il sera établi plus loin la fréquence et les particularités de cette complication.

Cartilages diarthrodiaux. — Les altérations de ces cartilages sont toujours secondaires, et quelquefois très complexes ; il est indispensable de les rattacher aux processus qui les engendrent. Deux ordres de circonstances y concourent. D'une part, un abcès sous-périostique s'ouvrant dans la synoviale, une arthrite suppurative se déclare ; les cartilages s'altèrent promptement, et la série de lésions qu'ils accusent ne diffère nullement de celles que l'on rencontre dans les arthrites suppurées. Secondement, l'ostéomyélite gagnant les couches osseuses sous-diarthrodiales, le cartilage est promptement affecté ; la nature de ses altérations qui relève d'un autre mécanisme est aussi différente ; leur description rentre directement dans notre sujet.

Elles n'ont rien de constant, puisque l'ostéomyélite peut ne pas envahir les épiphyses. Elles comprennent les dépressions petites ou grandes, les perforations, les ulcérations de ce cartilage accompagnées ou non d'un changement dans sa consistance. En dehors de quelques taches rosées, ou d'un rouge foncé, qui paraissent se rattacher à l'imbibition et sont exceptionnelles, on trouve sur ce cartilage, dont les autres qualités

sont conservées, de petites dépressions en forme de godets
(Voy. pl. V, fig. 2 et 3) à circonférence unie, à fond transparent,
blanc gris ou rosé. Une de ces dépressions, dans mes observations, a l'étendue d'une pièce de cinquante centimes ; à côté
d'elle s'en trouvent d'autres plus petites : le fond de ces dépressions est parfaitement lisse et encore brillant, il n'offre aucune
solution de continuité (Voy. obs. XVII, p. 145). Une coupe du
cartilage au niveau de ces godets fait reconnaître un amincissement considérable vers le centre de la dépression. Une partie
de son épaisseur, celle adhérente à l'os, a disparu ; le reste, la
surface a plié. Sous ces dépressions, une couche de pus concret sépare le cartilage de l'os ; quelquefois on ne découvre que
la surface de l'os, grisâtre, rosée ou chagrinée. Enfin dans d'autres circonstances un petit bourgeon vasculaire en fait le fond.
Les godets sont quelquefois très nombreux, et toujours plus
nombreux vers la circonférence du cartilage qu'à son centre.

De cet affaiblissement partiel à la perforation complète, il
n'y a qu'un pas. Chassaignac a signalé le premier, je crois,
l'existence de petits canaux creusés dans le cartilage, et conduisant à des collections purulentes épiphysaires.

J'ai plusieurs fois vu des canaux analogues à ouverture arrondie ou ovalaire creusés en pleine substance cartilagineuse
normale (Voy. p. V, fig. 1). Les godets, n'étant que le premier degré d'un état qui conduit à la formation des canaux, sont comme eux plus nombreux vers la circonférence qu'au centre ; j'en ai compté plus de vingt sur une tête
de fémur. Ils reposent sur l'os en suppuration creusé à leur
niveau de cavités purulentes. Dans l'intérieur de ces canaux on
trouve du pus et quelquefois un bourgeon vasculaire. Un des
canaux précédents n'est en réalité qu'une forme d'ulcération,
mais le mot canal est mieux approprié, parce qu'il existe un
trajet, quelque court qu'il soit, placé entre deux orifices
étroits. Dans l'ulcération, les orifices se confondent par suite
de l'amincissement des bords, et le fond de l'ulcération tend à
se mettre de niveau avec la surface du cartilage.

L'étendue de ces ulcérations est petite ou grande ; il en est
qui atteignent deux centimètres carrés et davantage. Sans avoir
un siège exclusif, elles occupent plus souvent les bords du
cartilage. Le reste du cartilage est à peine altéré si l'affection

a eu rapidement une terminaison funeste. Dans le cas contraire les produits inflammatoires déversés dans la cavité articulaire ne tardent pas à provoquer une inflammation violente qui accroît considérablement les effets précédents.

Les cartilages diarthrodiaux perdent leur aspect, leur consistance, leur texture; ramollis, érodés sur de grandes surfaces, ils peuvent même disparaître en entier. Ce sont ces désordres complexes que l'on rencontre encore lorsque l'articulation a suppuré par le fait de l'ouverture d'une collection purulente péri-articulaire dans la jointure. Le professeur Gosselin a particulièrement développé ce dernier mécanisme et il cite en effet plusieurs observations concluantes. Nul doute sur l'authenticité de ces faits qui ont été le point de départ des recherches intéressantes de Sézary (1) sur les rapports des synoviales avec les diaphyses chez les jeunes sujets. De ces recherches, il ressort que, dans les inflammations aiguës et chroniques des diaphyses des os, les articulations qui ont le privilège de l'immunité sont celles où les diaphyses n'affectent aucun rapport avec les synoviales.

Mais ce mécanisme est le moins ordinaire : aussi, pour expliquer la plus ou moins grande facilité avec laquelle surviennent les complications articulaires, est-il nécessaire de faire intervenir d'autres éléments dans la question.

Le plus essentiel est celui qui se tire de l'intégrité du cartilage épiphysaire ou conjugal. Loin d'être le siège primitif du mal, il est au contraire la clef du dénouement. On doit le considérer au moins temporairement, comme une barrière à la marche envahissante de l'affection; mais, s'il subit à son tour ses atteintes, le mal est déjà dans l'épiphyse, c'est-à-dire aux portes de l'articulation, puisque, pour beaucoup d'entre elles, le plan de ce cartilage est dans la cavité articulaire.

On sait, en effet, ce que sont les épiphyses aux divers âges ; chacune d'elles, à l'origine, n'est qu'une masse cartilagineuse pure, il n'y a pas alors de cartilage conjugal : celui-ci n'a droit à son nom que lorsqu'il a une forme, et cette forme n'est déterminée qu'à l'époque de l'apparition d'un noyau d'os au centre de la gangue cartilagineuse. Mais, à ce moment, le car-

(1) Sézary, *Bulletins de la Société anatomique*, 1870, p. 104.

tilage conjugal a d'énormes dimensions comparées à celles
qu'il a dans la suite du développement. C'est là un premier
argument en faveur de l'assertion suivante, confirmée par les
faits : « Plus les sujets sont jeunes, moins est à craindre le
danger de complications articulaires. » Mais cette proposition
ne doit pas être prise dans sa lettre, son texte réclame une
explication.

Le développement procède avec inégalité dans les différentes
sections anatomiques de l'enfant. Tel os, une phalange achève
son développement, tel autre le commence à peine ; ici, il est
rapide ; là, il procède avec lenteur. Les cartilages épiphysaires
définitivement constitués sont, depuis leur origine, compris
dans la portion intra-articulaire de l'épiphyse ou ils ne s'y
trouvent jamais ; quelquefois il n'y a qu'un rapport partiel ;
aussi ces considérations nouvelles fournissent-elles au siège de
l'affection la raison d'être de la plus grande fréquence des
complications articulaires dans un cas que dans un autre. Il faut
y ajouter l'intervention, bien autrement puissante, de l'inflammation elle-même ; siège-t-elle à proximité du cartilage épiphysaire, et prend-elle dès le début une de ces marches rapides
qui enlèvent le malade en deux ou trois jours, aucune barrière
alors ne résiste au travail de destruction. En peu d'heures, les
cartilages conjugaux sont détruits en partie ou en totalité ; une
épiphyse se sépare ; une articulation défait tous ses liens. Pour
être exceptionnels, ces faits n'en existent pas moins et on doit
compter avec eux.

Par contre, il en est un petit nombre d'autres où une articulation ayant été envahie plus ou moins gravement, il se fait
des efforts de réparation et même une véritable réparation. A
la suite d'incidents que relateront plus loin les symptômes et
la marche de la maladie, on a pu faire des autopsies d'articulations suppurées où la terminaison a été une heureuse ankylose.

Cette mention me paraît suffisante pour le moment et elle
terminera les complications articulaires ; car je crois inutile de
rappeler toutes les conséquences locales des arthrites qui n'ont
d'ailleurs rien de spécial à mon sujet.

DES NÉCROSES. — LEUR PATHOGÉNIE

Dans les deux premiers degrés précédents, nous n'avons fait que signaler la présence de certaines particularités qui doivent nous arrêter maintenant. Rappelons-les d'abord : déjà dans les huit ou dix premiers jours on peut trouver au milieu du pus du canal médullaire de fines aiguilles osseuses, et même de petites lamelles jaunâtres, parfaitement libres, sans continuité avec le reste de l'os. Dans les nécropsies plus anciennes, où le mal a duré un mois, six semaines, on rencontre, détachées de l'os, des parties d'un plus gros volume et d'un autre aspect; ce sont, à la face externe des diaphyses, des esquilles de un, deux ou plusieurs centimètres de long, libres ou sur le point de l'être, ne tenant que par une extrémité, un bord très aminci, déjà creusé d'un sillon.

Pareil état peut exister dans le tissu compacte confinant à la moelle. Aux épiphyses, l'aspect est divers suivant les cas : s'il y a décollement épiphysaire, sur la surface du décollement on trouve au milieu des anfractuosités de petites cavités contenant des séquestres grisâtres absolument pleins, et d'apparence éburnée; mais à la coupe on leur reconnaît une certaine friabilité, et ce ne sont en définitive que des parties infiltrées de pus. Toute la surface épiphysaire indistinctement est exposée aux mêmes lésions.

Pour n'en citer qu'un exemple, je rappellerai l'observation de Leroy des Barres (*loc. cit.*), où sur le condyle externe du fémur il existait de grandes ulcérations osseuses, au fond desquelles se trouvaient de petits séquestres. L'un d'eux, plus volumineux, était contenu et isolé dans une loge à part. On a exceptionnellement signalé quelques petits fragments détachés en pleine épiphyse, séquestres comparables aux précédents, ne prenant que tardivement une apparence spongieuse.

Il n'est pas nécessaire qu'un temps plus long se soit écoulé pour amener des nécroses d'un volume beaucoup plus considérable. Celles-ci siègent sur les diaphyses ou sur les tables des os plats. Une diaphyse entière peut avoir été complètement isolée

de tous ses rapports, et avoir subi la mort dans toute sa lon-
gunur; c'est l'exception. Un tiers, un quart, la moitié sont atteints, réduits à l'état de séquestres, ou en voie de nécrose.

D'habitude, la séparation se fait plus rapidement vers l'extrémité que dans le centre de la diaphyse; plusieurs variétés
peuvent d'ailleurs se montrer. Tantôt toute l'épaisseur de la diaphyse sera nécrosée à son extrémité, tandis que vers le corps
il n'y aura qu'une nécrose partielle; la nécrose occupera tout
le cylindre à l'extrémité, elle ne comprendra qu'un tiers, un
quart de la circonférence de la diaphyse sur une plus ou moins
grande longueur; le séquestre n'aura que cinq, six, huit ou dix
centimètres de long, et en général ce sont les parties superficielles du tissu compacte de la diaphyse qui se continuent avec
cette extrémité. Mais il n'est pas impossible que la nécrose,
respectant les couches superficielles, s'étende dans la partie
profonde du tissu compacte. Pourtant je n'ai jamais rencontré
cette variété. Au surplus, on ne saurait juger de l'étendue de
la nécrose par l'étendue du décollement, ni par les apparences
ordinaires qu'on donne à tort presque partout à l'os nécrosé.
On répète à chaque pas : un os nécrosé est d'un blanc mat, et
sonne sec; mais on ne parle que de la couleur de la surface,
et un os dénudé, qui ne se nécrosera pas, présente absolument
les mêmes caractères. Tant que les parties nécrosées ne sont
pas séparées de l'os sain, à moins qu'on ne reconnaisse déjà le
sillon ou les caractères du *travail de démarcation*, on n'est pas
en droit de conclure à la nécrose; on ne le pourrait qu'à la
condition de reconnaître, par une étude microscopique portant
sur diverses sections, que toute circulation y est suspendue.

Dans la masse des faits, on se contente de signaler comme
synonymes de nécrose de simples dénudations, ce qui est absolument inexact. Tout au plus, d'après certaines circonstances
jointes aux dénudations, peut-on croire à la probabilité de la
nécrose; cette déclaration trouve, surtout en clinique, une
pleine justification.

L'os véritablement nécrosé prend une couleur jaunâtre, il
est sec et sans tache, sauf au niveau des points de sa séparation, où il est aréolaire, et quelquefois coloré en rouge ou en
noir (Voy. pl. VI, fig. 1).

En résumé, il existe dans l'ostéomyélite :

1° Une nécrose qui ne porte que sur les plus fines lamelles du tissu réticulaire ;

2° Une nécrose qui détache du tissu spongieux des épiphyses de petites esquilles ayant un aspect plein ou aréolaire, de la diaphyse des lames plus ou moins étendues ;

3° Il existe de vastes nécroses qui comprennent le tissu compacte et le tissu spongieux ;

4° Enfin, pour être complet, signalons les nécroses concomitantes du nouvel os dont nous parlerons plus loin.

L'ostéomyélite et les décollements du périoste se partagent inégalement le mécanisme de ces nécroses ; ne peut-on chercher à reconnaître les circonstances où leur action isolée ou combinée se révèle ? Pour les aiguilles osseuses que l'on trouve en liberté dans le canal médullaire, la chose est simple : la raréfaction inflammatoire portant sur les points où elles se dégagent des lamelles qui les supportent les isole de ces dernières, et elles tombent au milieu des foyers purulents.

Le mode est différent pour les petites esquilles du centre des épiphyses, du voisinage des décollements épiphysaires et du tissu spongieux. En général ces esquilles ne sont pas ordinairement poreuses au début, elles ne le deviennent qu'avec le temps ; le tissu osseux qui les forme paraît plein, mais on le coupe facilement au couteau. Deux circonstances frappent dans leur étude histologique : d'une part, la disparition de leur réseau vasculaire, et secondement la présence exclusive de leucocytes dans leurs canaux de Havers ; dès lors l'isolement de ces fragments osseux devient absolu. Dépourvus de vaisseaux, infiltrés de pus, ils sont dans l'impossibilité de vivre. Ces nécroses sont donc uniquement le produit de la violence de l'ostéomyélite.

La nécrose des lames peu étendues de la surface de la diaphyse ou de l'épiphyse se produit par raréfaction et résorption du tissu osseux sous-jacent ; isolées des parties profondes, dénudées superficiellement, ces lames ont une vitalité déjà singulièrement compromise, qui ne peut s'exercer que par leur continuité avec le reste de l'os. Peut-être même sont-elles déjà frappées de mort, et le travail d'ostéite qui s'accomplit à leur circonférence n'a-t-il pour but que leur séparation définitive ; mais cette ostéite étant de même nature que celle qui a préparé

leur isolement, on ne peut justifier cette dernière interprétation. Le résultat est d'ailleurs identique : ces esquilles n'ont
plus bientôt que de faibles attaches qui cèdent à leur tour et
les rendent libres à la surface de l'os, ou dans la cavité d'un
os de nouvelle formation.

Nous avons déjà dit que la nécrose de toute une diaphyse a
pour cause immédiate et unique la désunion de cette diaphyse
sur tous ses points; mais quel est le mécanisme d'où proviennent
les nécroses infiniment plus communes et moins vastes d'une
partie plus ou moins grande des diaphyses? Il est probable, il
semble certain qu'une cause unique n'intervient pas; il y a addi-
tion de plusieurs éléments. On est volontiers disposé à attribuer
le rôle essentiel à un trouble circulatoire; il est donc nécessaire
d'en rechercher l'existence et la cause. Les sources vasculaires
d'où les diaphyses tirent les éléments propres au maintien de
leur intégrité sont les vaisseaux des épiphyses, du périoste, les
vaisseaux nourriciers qui se rendent à la moelle. Toutes ces
sources créent dans l'os une circulation dans laquelle chacune
fournit sa part, une part inégale, mais non indépendante; elles
doivent se suppléer en cas de défaut, et la disposition des canaux de Havers, de ces canaux rigides anastomosés entre eux
dans toute la longueur de l'os, est un gage précieux de sécurité
pour le rétablissement de la circulation par des voies collaté-
rales, lorsqu'une partie de ces sources vient à manquer. On
est conduit par là à ne plus pouvoir séparer le trouble circulatoire des désordres qui tiennent à l'ostéomyélite elle-même,
et à reconnaître que bien des obscurités enveloppent encore ce
mécanisme. L'origine de l'affection, comme nous l'avons plusieurs fois indiqué, est en effet l'une des extrémités de la diaphyse. Son premier effet en modifie promptement la circulation.
Si la circulation capillaire est accrue en un point, à côté elle
est amoindrie ou détruite. Les plus fins vaisseaux disparaissent,
les veines s'oblitèrent et suivent le même sort. Enfin une partie des artères cessent d'arriver jusqu'à l'os par le fait du décollement.

Ce n'est encore que le premier degré de l'affection, avec une
perturbation vasculaire déjà grande dont l'accroissement va se
poursuivre, marchant de front avec le mal lui-même. L'ostéomyélite, en progressant, fait plus bas ce qu'elle a fait plus

haut ; dans le canal médullaire dont elle a envahi le tiers, la moitié, la suppuration y fait en plus ou moins grande partie disparaître le réseau vasculaire qui s'y trouve. Dans le tissu compacte, un résultat analogue se produit dans les points envahis. Le décollement du périoste à son tour poursuit en même temps son œuvre destructive à la surface de l'os. On pourrait donc considérer la mort de l'os comme inévitable, dans une étendue rigoureusement proportionnelle aux désordres signalés, si les actes précédents se développaient couche par couche sans discontinuité. Il n'en est heureusement pas ainsi : à l'intérieur du cylindre comme à sa surface, des espaces plus ou moins grands se trouvent respectés; dans le tissu compacte se remarquent surtout de nombreux points où l'ostéite n'a pas eu accès.

Toutes ces parties vont devenir le pivot du maintien de la vie dans l'os; par elles, par les anastomoses des canaux de Havers, la circulation des parties de l'os éloignées du mal pourra se frayer un passage, et rétablir un équilibre rompu.

On comprend vite qu'une portion de diaphyse profondément atteinte et en partie dénudée ne subisse pas la mort qui la menaçait : nécrose ne saurait donc répondre à l'idée de dénudation ; mais on conçoit aussi que le rétablissement de la circulation, un instant incertain, ne se fasse pas, et que la nécrose soit dès lors une terminaison inévitable. On conçoit mieux encore les irrégularités inhérentes à ces nécroses, dont le siège et l'étendue se trouvent irrémédiablement fixés par les difficultés qu'a rencontrées le rétablissement circulatoire.

Si elles comprennent dans la majorité des cas la surface d'une portion de la diaphyse avec une épaisseur plus ou moins grande du tissu compacte, il n'y a aucune difficulté à concevoir qu'une partie centrale de l'os puisse être frappée de mort, à l'exclusion du reste ; et, si ce dernier fait est plus rare, on n'en doit chercher la raison que dans le décollement du périoste, qui favorise singulièrement la mortification des parties superficielles.

En résumé, les troubles vasculaires sont amenés par l'ostéomyélite, et les actes qui en découlent. L'ostéomyélite devient ainsi la cause dirigeante du mécanisme des nécroses, dont la cause immédiate relève d'une insuffisance circulatoire.

Dans le *Nouveau Dictionnaire de médecine et de chirurgie pratiques*, le professeur Gosselin, étudiant dans un chapitre à part, intitulé « Ostéite nécrosique », le mode de formation des nécroses, s'exprime ainsi : « Ce qui pour moi reste acquis, c'est la participation de l'ostéite elle-même à la production de la nécrose. »

Cette opinion de l'éminent professeur, étayée par les raisons les plus solides, rend mieux encore que je n'ai pu le faire l'opinion que j'ai voulu établir.

Enfin, en terminant, signalons une dernière variété importante de nécrose, que les travaux de Ranvier ont bien mise en lumière : elle tire son origine du rétrécissement des canaux de Havers, poussé jusqu'à leur oblitération. Nous avons dit que les éléments embryonnaires qui y étaient déposés pendant la période inflammatoire pouvaient se transformer en corpuscules osseux, et diminuer ainsi le calibre des canaux de Havers. Cette transformation apporte une nouvelle entrave à la gêne circulatoire ; qu'elle aille plus loin, en remplissant complètement ces canaux, les vaisseaux contenus disparaissent, et toute circulation est abolie. De là cette forme de nécrose dite éburnée, dans laquelle les éléments de l'os sont dans un état de condensation tout particulier.

La nécrose par éburnation n'a aucun siège exclusif : elle est continue à des parties raréfiées, compactes, nécrosées ou vivantes.

Réparation. — En suivant pas à pas les périodes de chacune des phases de destruction, nous nous sommes volontairement abstenu de marquer la place des réparations concomitantes. C'est à peine si nous en avons signalé les efforts en indiquant un changement survenu dans le voisinage. Il importe actuellement de réparer cette omission, en lui donnant son vrai caractère.

Le travail de réparation se fait parallèlement au précédent. Il ne débute pas en même temps que le mal, mais peu s'en faut, et cela ne doit nullement surprendre. Le premier effet de l'inflammation de la moelle a pour but d'en ramener les éléments à un état embryonnaire ; mais ce retour est un pas fait dans le sens de l'ossification, aussi bien que dans celui de la suppuration ; il est une préparation à l'un ou à l'autre, et identique dans les deux cas. Aussi, lorsque la moelle suppure ici, il se fait de l'os ailleurs. Quelques jours suffisent pour cela ; au bout de huit jours on a déjà signalé un nouvel os. Les points où l'irritation a été moindre sont ceux où il apparaît en premier lieu, et où il prendra le plus grand développement. On pourrait à l'avance les indiquer, s'il n'était pas plus sûr de procéder sous le contrôle des faits.

La région du périoste voisine du décollement a paru infiltrée, plus épaisse dès le début ; c'est à son niveau, dans sa couche la plus profonde, à la surface de l'os ancien, que vont se faire les premiers dépôts. Ce nouvel os à cette époque est gris, a un aspect grenu, chagriné, puis il va prendre fermeté et consistance. La région limitrophe du décollement n'est pas la seule où il apparaisse ; à la surface des dénudations sur l'os ancien, il se dépose aussi des lamelles osseuses, sans l'intervention du périoste, puisque l' os baigne dans le pus, et que le périoste en est au moins séparé, s'il n'est pas entièrement détruit.

La rapidité de ces néo-formations osseuses est très grande : ainsi dans une observation de R. Petit (1) on trouve après un mois et demi un pont osseux nouveau occupant la face postérieure du tibia, jeté d'une épiphyse à l'autre, ayant par conséquent toute la longueur de la diaphyse : autour de lui le corps du tibia baignait de toutes parts dans le pus. Dans celle d'Henrot (*loc. cit.*) toute la surface du fémur dénudé était couverte de productions nouvelles : l'enfant avait été malade un mois et cinq jours.

Les exemples analogues sont très nombreux ; pourtant lorsque sur une diaphyse dénudée le périoste est resté adhérent par places, c'est en ces points qu'on trouve ordinairement le nouvel os.

Avec le périoste et l'os, la moelle prend part à cette réparation ; on en peut juger par la lecture des faits d'une date très éloignée, où il existe un bouchon central osseux, à la limite d'une nécrose ; mais, sans remonter aussi loin, on trouve de récents exemples où le canal médullaire est incomplet, et où il est transformé en tissu réticulé ou spongieux.

Dans les dilatations ampullaires ou canaliculaires du tissu

______

(1) R. Petit, *Bulletins de la Société anatomique*, 1825, p. 326.

compacte, ou au fond des gouttières superficielles, se dépose
aussi du nouvel os, et le fait que Gerdy n'expliquait pas, celui
d'un canal nourricier du tibia, gros comme une plume d'oie,
conduisant à un cul-de-sac terminé par du tissu compacte,
trouve maintenant son interprétation.

L'aspect du nouvel os change avec son âge. Au début, il
se montre sous la forme d'une couche grenue, grisâtre ou rosée; plus tard, il devient mamelonné, il se hérisse de petites
saillies irrégulières, il prend un aspect lamellaire ou fasciculé,
avec cannelures qui lui donnent la ressemblance du jonc. A cet
état, il est grisâtre, rugueux, de médiocre consistance, et encore assez friable. Plus tard, les gros mamelons, les faisceaux
ou les lamelles s'accroissent et prennent une plus grande cohé-
sion. Jusque là, l'os nouveau est dit raréfié, et il peut rester
toujours ainsi; il est poreux. D'autres fois il se présente dans un
état plus dense, et comme éburné. On trouve enfin dans un os
reproduit les deux états de l'ostéite raréfiante et de l'ostéite
condensante.

Cette condensation se fait, d'après Ranvier (*loc. cit.*), par un
mécanisme intéressant. Dans l'os primitif atteint d'ostéite, il
existe des cavités anfractueuses limitées par des festons à con-
cavité regardant le centre de la perte de substance. Dans ces
cavités sont des éléments embryonnaires qui concourent, sous
l'influence d'une poussée moins vive, à l'édification de nouvelles
couches osseuses, qui viennent combler les festons. C'est là le
mécanisme de l'éburnation, et l'on retrouve pendant longtemps
a limite de l'ostéite raréfiante. La texture de ces os présente
une très grande irrégularité; comme le dit Ranvier, elle a été
remaniée plusieurs fois par des poussées lentes inflammatoires;
la texture des lamelles présente les dispositions les plus inattendues par suite des accidents de forme survenus.

Lorsque l'affection se prolonge, ces poussées d'ossification
donnent des résultats différents suivant les cas. Existe-t-il une
nécrose concomitante d'une partie plus ou moins étendue de
la diaphyse, le nouvel os, né des parties limitrophes de cette
nécrose, se développera autour d'elle. Son développement se
fera sur la partie nécrosée, dans le périoste ou dans les parties
molles si le périoste fait défaut, dans les attaches des aponévroses, des ligaments.

Maintes fois [observations de Fournier (1), R. Petit (*loc. cit.*), Bœckel (*loc. cit.*)], on a surpris l'os nouveau en voie de formation, au devant de l'os ancien. Irrégulier par nécessité, il est aussi incomplet sur certains points, et il laisse des ouvertures (égouts et cloaques de Weidmann), dont l'origine se conçoit aisément. Elles ne sont pas créées par la nature en vue de livrer passage à un séquestre, mais elles peuvent servir à ce but ; elles sont le résultat de l'ostéomyélite suppurative.

L'os nouveau se développe pendant que la nécrose se constitue, pendant que se fait aussi le travail dit de séquestration, travail qui a une durée, et est suppuratif de sa nature. La source du pus n'a pas d'ailleurs été tarie depuis l'abcès sous-périostique ; elle est évacuée au dehors par une ou plusieurs fistules qui traversent les parties molles et le périoste jusqu'à l'os ; or, le nouvel os se dépose autour de l'orifice profond de ces trajets, et il respecte ainsi l'issue des liquides purulents : ce n'est donc pas une ulcération qui frappe le nouvel os, il suit seulement un développement incomplet. Quoi qu'il en soit, le nouvel os invaginera le séquestre.

Dans les décollements épiphysaires, dans les séparations des diaphyses, les ossifications nouvelles se présentent sous la forme de lames, de bandes susceptibles de fractures (observ. Bœckel), créant de nouveaux rapports entre les diaphyses et les épiphyses.

Enfin, avec ou sans nécrose, l'ossification a reçu une incitation nouvelle, aussi bien du côté de la diaphyse que vers les épiphyses ; et, longtemps après la guérison de la maladie, on remarque une croissance anormale de l'os, des hypérostoses sur lesquelles nous aurons sujet de nous arrêter plus longuement ailleurs.

DÉCOLLEMENTS ÉPIPHYSAIRES. — SÉPARATION DES DIAPHYSES. —
FRACTURES SPONTANÉES.

Décollements épiphysaires. — L'affaiblissement de l'os par destruction du cartilage épiphysaire, par raréfaction ou

(1) Fournier, *Bulletins de la Société anatomique*, 1855, p. 50.

résorption osseuse, a pour conséquence, dans le cours de la maladie, l'un ou l'autre des trois états placés en tête de ce chapitre. Qu'on n'ait pas la pensée de voir en eux des cas exceptionnels, car, dans des faits recueillis sans distinction, ils se trouvent dans la proportion de 10 pour 100.

Les extrémités des diaphyses où le mal est né et a pris en général sa plus grande intensité sont aussi celles où la continuité de l'os se trouve compromise.

Le premier de ces effets, le décollement épiphysaire, est celui sur lequel Klose, de Breslau, attira l'attention en 1858. Confondu peut-être par lui, et souvent depuis, avec ce que je propose d'appeler la séparation des diaphyses, il me paraît utile de rappeler le siège du cartilage épiphysaire pendant la croissance des os. Ce siège varie suivant l'os et l'âge des sujets. A l'extrémité supérieure du tibia, par exemple, on peut considérer que ce cartilage est intermédiaire à la diaphyse et à l'épiphyse dans les premières années de la vie. Avec l'âge, sa position se rapproche du plan articulaire, de telle sorte qu'entre cinq et vingt ans il crée dans l'épiphyse deux régions d'un volume à peu près égal. Ce qui revient à dire que la diaphyse est, à cette époque, couronnée par un renflement qui la sépare du cartilage épiphysaire.

Doit-on appeler décollement épiphysaire une séparation qui se ferait, en cette occurrence, entre la diaphyse et ce renflement ? Je ne le pense pas ; on aurait alors le plus grand embarras à qualifier les désunions qui se produisent en pleine épiphyse, dans le cartilage même. Il ne s'agit pas, au surplus, de rectifier une expression défectueuse, mais de la dégager de toute épuivoque afin de remettre chaque chose dans la vérité. Le décollement épiphysaire reprend ainsi ses droits, sa vraie place dans le cartilage de conjugaison, et il peut exister loin de la diaphyse proprement dite. Ainsi, à l'extrémité supérieure du fémur, le cartilage épiphysaire étant placé près de la tête du fémur, tout le col fémoral le sépare de la diaphyse. Mais un rapport plus important à connaître est celui de ce cartilage avec les articulations.

Je ne répéterai pas ce que j'ai dit ailleurs à ce sujet ; il me suffira de rappeler qu'il est, dès l'origine, compris dans le plan articulaire sur certaines extrémités des os, du fémur, par exemple, tandis qu'il ne s'y trouve jamais à l'extrémité supérieure du tibia. Le décollement de certaines épiphyses, de la tête du fémur entre autres, s'effectuera donc dans la cavité articulaire, tandis qu'il s'accomplira en dehors de la jointure sur d'autres os.

Ces deux variétés intra- et extra-articulaires entraînent des différences dont il est facile de prévoir la portée.

Le véritable décollement a pour type la désunion complète des surfaces osseuses, qui est d'ailleurs suivie d'une désunion presque aussi complète des liens périphériques. La séparation des surfaces se fait alors sans la moindre difficulté. (Voy. obs. VII, p. 116). A un degré moins avancé, les surfaces osseuses sont encore totalement disjointes, mais une assez grande étendue de périoste ou de périchondre maintient suffisamment leurs rapports, pour ne permettre que de la mobilité.

Enfin, il existe des disjonctions partielles qui ne portent que sur une partie des surfaces, la moitié, les deux tiers, ou moins. Sur les dix exemples de décollement que les auteurs ont déclarés complets, à deux exceptions près, il siégeait trois fois sur la tête du fémur, trois fois sur son épiphyse inférieure, une fois à l'extrémité supérieure du péroné, deux fois à l'extrémité supérieure du tibia, une fois à l'extrémité interne de la clavicule (Le Fort) (1).

Parallèlement à ces décollements épiphysaires, je signalerai le décollement de quelques apophyses. Dans une observation de Campenon (2) les deux trochanters du fémur sont mobiles et presque entièrement séparés de l'épiphyse par destruction du cartilage qui les réunit à cette éminence. J'ai observé pareillement un décollement presque complet du grand trochanter fémoral (Voy. obs. VIII, p. 124).

Séparations des diaphyses et fractures spontanées. — Ces deux effets de l'ostéomyélite sont, à n'en pas douter, de même nature ; néanmoins il est utile de ne pas les confondre. L'un a un siège d'élection, il est souvent méconnu, il simule en clinique un décollement épiphysaire ; tandis que, en réalité, c'est une séparation de la diaphyse. Pour en démontrer l'existence, il suffit d'indiquer les faits de R. Petit,

____

(1) Le Fort, *Bulletin de la Société de chirurgie,* 1873, p. 328.
(2) Campenon, *Bulletins de la Société anatomique,* 1870, p. 94.

Henrot, Bœckel, Cartaz (1), etc., où tous ces différents auteurs
ont fait remarquer l'intégrité du cartilage épiphysaire auquel
adhérait, du côté de la diaphyse, une couche normale de tissu
osseux plus ou moins épaisse.

L'extrémité de la diaphyse se sépare donc à sa jonction
avec le renflement épiphysaire. J'en ai trouvé cinq exemples :
quatre fois elle n'occupait qu'une extrémité de l'os ; une
seule fois les deux extrémités du corps du tibia étaient séparées
de leurs épiphyses (R. Petit, *loc. cit.*); toute la diaphyse du
tibia n'était pas pour cela vouée à une nécrose certaine, et déjà
en quelques points un commencement de réparation se faisait.

Avec une séparation complète on rencontre souvent des traces
de réparation au pourtour des parties désunies ; ainsi, dans une
observation de Bœckel, on trouve la partie supérieure du corps
du tibia entièrement libre, mais rattachée à l'épiphyse par un
ruban du nouvel os qui maintient les anciens rapports jusqu'au
jour où cette lame se fractura.

On peut trouver encore des indices plus avancés de ce travail
de restauration. Le moment, en effet. où s'accomplissent ces
séparations est celui où la réparation est le plus active, vers
la fin du premier mois ou dans la première moitié du second ;
c'est dans les autopsies de cette époque qu'on les a constatées,
et leur présence a été révélée sur le malade par des déformations qu'à tort on mettait sur le compte de décollements épiphysaires.

Les surfaces séparées sont d'ailleurs quelquefois imparfaitement libres, par suite de nouvelles attaches, ou des restes
d'un périoste incomplètement détruit ; elles sont assez unies,
ou inégales et mamelonnées, mais on n'y trouve pas les obliqui-
tés des fractures ordinaires.

Plusieurs causes doivent sans doute contribuer à produire
ces séparations ; la moins discutable est révélée par les autopsies de R. Petit, Henrot, etc. Elle est démonstrative : c'est la
suppuration intra-osseuse de la région où la diaphyse s'unit à
l'épiphyse : nous avons déjà, d'ailleurs, fait remarquer la
fréquence d'abcès volumineux en ce point. Que la coque qui
les limite soit l'objet d'un travail analogue et continu à celui

____

(1) Cartaz, *Bulletins de la Société anatomique*, 1872, p. 365.

qui a déjà créé l'abcès, et la séparation devient un fait acquis.

On peut par là établir déjà que ce mécanisme n'est plus celui de la séparation des nécroses, des séquestres ; et je crois, en effet, qu'une diaphyse séparée n'est pas pour cela nécessairement frappée de mort ; elle peut le devenir et cela doit se produire souvent, mais ce n'est pas une condition absolue de cette séparation.

Tout dépend, au point de vue de la nécrose, de l'état dans lequel se trouve le corps de l'os : si l'affection ne l'a que peu envahi, si par suite le périoste n'a été détruit que dans une faible étendue, la diaphyse pourra continuer à vivre et deviendra même le siège d'un travail de consolidation, comme on l'observe dans les fractures spontanées. Quelques faits cliniques semblent le prouver.

Il est probable que dans la majorité des cas une portion plus ou moins longue, plus ou moins épaisse du cylindre de l'os se nécrose consécutivement et qu'en définitive la séparation a eu lieu à la fois sur des parties mortes et sur des parties vivantes. Qu'autour d'elles se fasse une réparation par un nouvel os, et l'on aura une nouvelle origine des séquestres invaginés.

Les fractures spontanées, c'est-à-dire les solutions de continuité placées à diverses hauteurs sur le corps de la diaphyse, ont existé six fois dans mes relevés ; et, chose singulière, elles occupaient toutes le fémur. Leur siège n'est presque jamais le centre de l'os ; le tiers supérieur ou inférieur selon le début de l'affection en sont presque exclusivement atteints.

Se produisant d'habitude à une période plus tardive que les séparations des diaphyses, ces fractures ont un mécanisme qui paraît se rattacher à l'existence d'une nécrose. On comprend, en effet, que si une grande partie de l'épaisseur d'une diaphyse est nécrosée, et en voie de séquestration, la portion qui reste, affaiblie d'ailleurs par l'ostéite raréfiante, se rompe sous l'influence la plus légère, comme un mouvement brusque, une contraction musculaire. Les perforations diaphysaires multiples, les larges ulcérations dont nous avons montré la fréquence, sont encore des circonstances qui doivent rendre la fracture plus facile. La meilleure raison, en faveur de ce mécanisme, est l'existence presque toujours démontrée d'un séquestre au moment où la fracture a eu lieu. Comme pour les séparations des diaphyses, la consolidation de ces fractures est possible; Aubry (1), qui en a recueilli plusieurs exemples, m ême qu'elle est la règle.

(1) Aubry, *Thèse sur les fractures spontanées*, Strasbourg, 1868, n° 142.

CHAPITRE TROISIÈME

SYMPTÔMES

Une étude des symptômes doit être une étude de la majorité des cas, et traduire la physionomie générale de l'affection ; elle ne peut descendre dans les détails qu'amènent en grand nombre les variétés de siège, ou certaines modifications de l'état général. La description qui va suivre est exclusivement consacrée à l'ostéomyélite des os longs.

Les phénomènes locaux sont d'habitude les premiers : c'est à peine si on trouve quelques faits où le début s'annonce par des malaises, de la courbature, de la fièvre ; il n'y a pas non plus de frisson initial. La douleur, dans le point qui va être envahi, est la première manifestation, celle dont se plaignent d'abord les sujets. S'ils ont été victimes d'un accident, cette douleur est naturellement rapportée à sa cause ; elle est ressentie immédiatement, mais elle se calme d'habitude et le sujet reprend ses occupations ou ses jeux ; la douleur reparaît le lendemain ou les jours suivants, légère d'abord, puis allant croissant, jusqu'à devenir intolérable. Les douleurs spontanées prennent la même forme. Exceptionnellement, des douleurs très vives ont marqué le début. Ainsi s'explique comment cette douleur est jugée insignifiante, soit qu'on la rapporte à un accident sans importance, soit qu'on ait la pensée qu'elle est une de ces douleurs erratiques, passagères, d'ordre rhumatismal. Le siège de la douleur vient encore confirmer cette supposition, car elle occupe le voisinage d'une articulation.

Cette douleur du début, qui avait un caractère intermittent et même quelque chose d'incertain, prêtant à la méprise, va

prendre un peu plus tard un caractère plus précis par l'appa--
rition d'un léger gonflement des parties molles.

Le siège de ce gonflement, sa forme, son aspect, méritent
de fixer l'attention. Il n'est pas intra-articulaire, c'est-à-dire
il ne dépend pas, au moins dans le principe, d'un épanchement
dans l'articulation, d'une fluxion articulaire, mais il est autour
de la jointure. Il apparaît dans la région de la diaphyse con-
tiguë à l'épiphyse ; il est circonscrit d'abord, mais il ne tarde
pas à s'étendre dans une direction qui serait toujours celle de
l'os si l'état anatomique des parties n'en modifiait pas le sens.
Le gonflement, il faut se le rappeler, procède des parties
profondes vers les parties superficielles ; s'il existe dans ce
trajet des lames aponévrotiques, ou des plans musculaires, le
gonflement arrêté par eux dans la direction indiquée suivra
ces plans et gagnera en étendue. Comme le gonflement est
produit tout d'abord uniquement par une infiltration de sérosité des parties molles, on comprend sans peine qu'il subisse
la résistance de ces divers plans. Il se répand en long et en
circonférence dans la direction de la diaphyse, mais il gagne
aussi le pourtour de l'articulation ; il envahit les couches extérieures, sans comprendre toute la région articulaire.

Il n'entre pas dans ma pensée de suivre pas à pas les phases
de ce gonflement dont les aspects reçoivent du siège qu'il
occupe des modifications dont il est aisé de se rendre compte.

Pourtant, il est tout de suite une distinction à établir : le
gonflement a-t-il pour origine la partie superficielle d'un os,
ses caractères prennent plus de précision, il naît de lui, il
repose sur lui. Ses limites sont vagues, mal arrêtées dès
l'abord, il se perd insensiblement dans la forme générale de
la partie ; il n'est pas circonscrit, par suite il ne fait pas
tumeur à proprement parler, car il tend à s'étendre aussi bien
en circonférence qu'en longueur.

La peau qui recouvre la région tuméfiée conserve d'habitude sa couleur normale, elle n'est qu'accidentellement rosée
ou rouge, elle reste plutôt mate, avec un certain éclat, un
certain luisant. Elle est œdémateuse, et cet œdème est parfois
dur. Déjà à sa surface on voit se dessiner quelques veines qui,
dans la période suivante, prendront un plus grand développement. A la palpation, on trouve cette tuméfaction résistante,

ne s'isolant pas, faisant corps avec le squelette ; elle est au milieu du membre. La palpation en est d'ailleurs extrêmement douloureuse, ainsi que le témoignent les cris de l'enfant et la résistance qu'il fait.

Quelque malaisé qu'il soit d'explorer l'os compris dans ce gonflement, on ne doit pas négliger une exploration de laquelle on retire de précieuses données. Elle doit être faite avec méthode, en procédant des parties saines vers les parties tuméfiées. Déjà les pressions exercées sur la diaphyse, au delà du gonflement, révèlent une sensibilité d'autant plus vive qu'on se rapproche de la partie affectée ; elles deviendront intolérables au niveau de l'enflure, et pourtant on peut reconnaître dans la douleur plusieurs degrés d'intensité.

J'accorde la plus grande importance à la recherche de la douleur de l'os provoquée par la pression ; les os les plus recouverts par une épaisse couche de parties molles ne sont pas inaccessibles à une investigation bien dirigée ; mais, comme je l'ai dit, il est indispensable de procéder avec méthode ; on doit explorer l'os en entier en commençant par l'extrémité saine. Je prends un exemple, l'ostéomyélite occupe le quart inférieur du fémur. L'exploration de l'os doit être faite depuis le grand trochanter et la pression exercée sur le côté externe du membre à travers les muscles en suivant la direction de l'os.

Faible d'abord, la douleur augmente à mesure qu'on se rapproche du siège du mal ; elle est atroce dans la région atteinte ; mais dans cette région la pression exercée circonférenciellement autour de l'os découvre une zone limitée où la douleur est encore plus vive qu'ailleurs ; c'est en ce point que le mal a débuté, c'est là qu'il a atteint sa plus grande intensité ; c'est dans son voisinage qu'existe ou se développera l'abcès sous-périostique. Cette zone osseuse correspond à la partie de la diaphyse en continuité avec l'épiphyse.

Cette douleur osseuse, dont la pression révèle le caractère et les nuances d'intensité, est le symptôme local dont la valeur est la plus grande ; il est constant et fournit, sur le siège et l'extension de l'affection, des données que les autres symptômes n'expriment que beaucoup plus tard.

Pareillement, les mouvements imprimés au membre arra-

chent des cris aux malades ; ils leur font accuser des sensations extrêmes de fracture, comme le signale Chassaignac.

Le siège de l'affection est-il une partie de l'os très recouverte, à peine remarque-t-on au début un changement de forme
de la région. La peau ne change pas de couleur, elle n'est pas
encore œdémateuse ; les parties molles seules présentent une
tension plus grande, une résistance plus considérable.

Tel est ce gonflement du début, précurseur de l'abcès sous-
périostique, qui ne tarde pas à prendre de plus grandes proportions ; il s'étend dans la direction de la diaphyse et vers la
jointure : la première est la règle, la seconde peut ne pas avoir
lieu. Il est en même temps longitudinal et circonférenciel ; à
ce moment il peut fournir un caractère précieux : la main qui
suit le gonflement découvre à sa limite un contour résistant,
profond, un empâtement quelquefois dur, comme montueux,
ayant l'épaisseur du doigt, et davantage. Ce bourrelet profond,
adhérent à l'os, a été considéré par Chassaignac comme un
caractère distinctif de l'ostéomyélite. Il suffit d'en donner la
signification anatomique, pour montrer qu'il se rattache d'une
autre manière à l'affection. Il est dû à l'infiltration plastique
des couches sous-périostées, périostées, et même extra-pé-
riostées ; il est le précurseur de l'ossification nouvelle à ce
niveau : est-il annulaire, accompagné d'une dépression brusque
du côté du gonflement, il indique l'existence presque certaine
d'un décollement, et la présence d'un abcès sous le périoste
dont il forme la limite ; se perd-il, au contraire, insensiblement
du côté du gonflement, il n'a pas une signification aussi précise,
l'existence de la collection est moins certaine. D'autre part sa
présence doit être considérée comme un bien ; il indique un
arrêt au moins temporaire dans la marche de l'affection. Du
côté de l'épiphyse, ce bourrelet est plus difficile à constater,
et il passe souvent inaperçu ; il est compris dans l'empâtement
des parties molles qui recouvrent ces épiphyses et il ne saurait
exister là où ces éminences sont exclusivement cartilagineuses
à la surface ; il y prend la forme d'un bourrelet complet ou
incomplet, et a la même signification qu'aux diaphyses, mais
il n'autorise plus à conclure que l'affection est limitée du côté
de l'épiphyse, et qu'elle ne se propage pas dans le centre de
ces éminences.

Ainsi un bourrelet circonférenciel plus ou moins épais indique en général un temps d'arrêt dans la marche du mal et doit être considéré comme un signe favorable. On en a la preuve dans sa disparition brusque en présence d'une poussée nouvelle qui accroît l'étendue du décollement du périoste. Au surplus ce bourrelet n'existe pas lorsque l'affection n'a qu'un faible retentissement vers le périoste, ou lorsque le décollement procède avec une rapidité excessive. Il n'a donc que la valeur secondaire qui lui a été assignée plus haut.

A cette période la physionomie d'un membre est la suivante : le gonflement occupe le tiers, la moitié, les deux tiers ou la totalité de la section envahie, et l'augmentation de volume porte en général sur toute la circonférence de cette section : la peau qui le recouvre a une couleur blanche, mate ou luisante, sans rougeur dans la majorité des cas ; à sa face profonde se dessine d'habitude le réseau des veines sous-cutanées dont le calibre augmente. La peau n'offre pas d'ailleurs une grande tension ; quelquefois elle a sa souplesse ordinaire, ou elle est plus ou moins infiltrée, œdémateuse, suivant le siège. Sous elle, les parties molles sont en général tendues, et les muscles en contracture ont fait prendre au membre une attitude qui le fixe.

Nous avons dit que la douleur était l'élément presque exclusif durant la période du gonflement ; elle s'accuse avec une intensité quelquefois effrayante. Elle devient vive, lancinante, continue ou par accès ; elle se fait sentir le jour, elle empêche le sommeil de la nuit ; il est des enfants qui ne jettent qu'un cri. Le moindre mouvement l'exaspère ; certains sujets la comparent alors à la douleur d'une fracture ; elle est excruciante, selon l'expression des Anglais : son intensité est telle, que certains malades ont pris une position, et se sont assujettis à une immobilité absolue d'où ils ne veulent plus bouger. Pourtant il ne faudrait pas accorder à la douleur une expression aussi vive, aussi inquiétante.

Chez les plus jeunes sujets, la douleur est en général moins vivement ressentie ; enfin il est des enfants chez qui la douleur cesse d'être vive, sans cesser d'exister : ce sont ceux dont l'état général prend au plus vite l'empreinte d'un état grave. Comme je l'ai dit, le mal n'est pas indiqué par un frisson initial, et la fièvre ne se déclare qu'après la douleur locale ; par exception on a signalé comme phénomènes prodromiques des symptômes locaux, quelques douleurs vagues, un peu de courbature, un peu d'agitation ou des convulsions (Letenneur) (1).

L'élévation de la température et le malaise de la fièvre existent avec le gonflement ; la température monte rapidement à un haut degré ; nous avons souvent trouvé 40° et au delà. Deux ou trois jours après le début, le pouls devient rapide sans être très développé ; il s'élève à 110, 120, 130. La peau est chaude, la langue et les lèvres sont sèches. Promptement aussi, la physionomie traduit l'expression de la plus grave atteinte ; les sujets sont pâles, affaissés, leur figure exprime l'effroi, la stupeur ; et si par mégarde on n'accorde pas à l'état local l'attention qu'il mérite, on les croit sous le coup d'une fièvre typhoïde. La méprise est fréquente. Pourtant le ventre n'a ni les taches, ni le gargouillement de la fièvre typhoïde ; il n'y a pas de diarrhée, mais plutôt de la constipation. La courbe de la température est différente. Une autre méprise plus commune, tout à fait au début, est celle du rhumatisme. Les enfants ont tout d'abord une douleur locale ; elle s'accroît, immobilise les parties, s'accompagne de tuméfaction péri-articulaire, a pour cortège une fièvre intense ; il n'en faut pas davantage pour adopter l'idée d'un rhumatisme articulaire.

Sous une autre forme, l'affection présente dans le début des phénomènes d'une excitation très grande ; les enfants sont en proie à une agitation motrice et délirante singulière. Peu après la fièvre, ils sont pris de délire ; ils parlent d'une manière extravagante, ils n'ont plus de sommeil, ils veulent se lever dans leur lit, ils sont toujours en mouvement. L'un de nos malades apporté la veille dans le service, atteint depuis deux jours, sortit de la salle pendant la nuit, et courait dans les jardins de l'hôpital en chemise par une température rigoureuse de janvier.

Dans un assez bon nombre de faits, les phénomènes locaux dominent ; il n'y a d'ajouté que la fièvre qui persiste depuis son apparition, avec sa température toujours élevée, jusqu'au moment où l'abcès sous-périostique est bien formé.

(1) Ollier, *Régénération des os*, t. II, p. 254.

Abcès sous-périostique. — On ne peut donner une date précise à la formation de l'abcès sous-périostique; on est autorisé à dire que son apparition est très précoce : le gonflement des parties molles n'implique pas à lui seul l'existence de l'abcès; mais s'il a pris au début une certaine extension, au milieu de phénomènes généraux graves, la suppuration se fait avec une rapidité foudroyante. Un ou deux jours suffisent, à partir de l'invasion de la fièvre, pour opérer la transformation dans des proportions inattendues. Aussi importe-t-il de rechercher avec promptitude l'existence d'une collection dont rien ne trahit la présence, lorsque le décollement est très limité.

Les abcès plus volumineux sont eux-mêmes difficiles à reconnaître, lorsque leur siège est profondément placé sous les plans charnus de la région. Leur caractère pathognomonique, la fluctuation y est malaisée à sentir, et l'on doit mettre tous ses soins à la trouver. Roux, et après lui Chassaignac, ont justement insisté sur le plan à suivre pour en faire la découverte : ils conseillent de prendre le membre à pleine main en l'entourant, autant qu'on le peut, de l'une, pendant qu'avec l'autre on cherche à renvoyer un flot vers la première main. Ce moyen réclame une certaine habitude; les sensations perçues sont souvent erronées; il faut renouveler l'épreuve. La raison des difficultés à percevoir la fluctuation se trouve dans la disposition habituelle de la poche. Elle contourne habituellement l'os, en se développant plus ou moins sur sa longueur. Une pression, comme à l'ordinaire, à ses deux points extrêmes, dans le sens de la longueur, ne pousse plus le liquide vers ces points, elle le chasse dans le sens opposé; de là le conseil judicieux donné par les chirurgiens de placer la main le plus largement possible autour du membre, pendant qu'avec l'autre on percute le foyer. Il est aussi simple de recourir à l'aide d'une main étrangère, lui confiant le soin d'empêcher la distension circonférencielle, et l'on procède alors comme à l'ordinaire. Les cris du sujet, ses efforts de résistance, devant la douleur qu'on lui cause, sont encore un motif qui accroît les difficultés; aussi ne doit-on pas hésiter, dans les cas difficiles, à recourir à la chloroformisation, en se tenant prêt à une intervention si elle est reconnue utile.

Enfin, si on a différé trop longtemps l'intervention, la poche ne forme plus une collection en rapport seulement avec l'os. Par suite de la rupture ou de la destruction du périoste, le pus fait irruption dans les parties molles, et vient se collecter dans de nouvelles cavités, sous les muscles, ou sous la peau. Ces cavités peuvent acquérir un volume énorme. J'ai vu, à l'hôpital, un enfant avec une collection sous-cutanée descendant depuis la racine de la cuisse jusqu'au devant de la rotule ; en l'ouvrant le jour de son entrée, je trouvai une perforation de l'aponévrose toute petite qui conduisait à une deuxième cavité sous-musculaire et communiquant avec le genou. J'avais, avant l'ouverture, rejeté l'idée de la communication articulaire, parce que la nappe purulente prérotulienne ne permettait plus de retrouver la physionomie d'un genou distendu.

Il est plus ordinaire de rencontrer ces bissacs sans communication avec la jointure.

L'ouverture d'un abcès sous-périostique n'empêche pas un second abcès de se produire sur le même os. Un état douloureux de l'os, au delà des limites du premier abcès, un empâtement suivi d'une prompte transformation en pus, sont les caractères qui annoncent sa venue. Indépendant de l'autre, il dérive comme lui de l'ostéomyélite profonde ; il a évolué plus promptement, sans autant de réaction locale, avec une moindre perturbation dans l'état général. Le péroné est un des os où l'on voit le plus souvent ces poussées successives aboutissant à un abcès secondaire. J'en rapporte deux exemples, et dans l'un les abcès secondaires ne survinrent que tardivement. On les a encore signalés au tibia, à l'humérus, au fémur.

Complications articulaires. — Ces complications n'existent pas toujours même sans intervention. Ayant montré plus haut leur mécanisme anatomique, il convient maintenant d'assister à leur évolution.

L'arthrite peut-elle se produire dès le premier moment, coïncider et marcher de front avec le gonflement précurseur de l'abcès périostique ? Le fait est possible, mais je n'en connais pas d'exemple sur les os longs. Nous verrons plus loin que sur les os courts l'affection procède un peu différemment à cet égard.

L'apparition de l'arthrite peut être prompte si l'affection

a pour siège initial une épiphyse dont les rapports avec la synoviale sont très étendus. Ce qui revient à dire, avec Sézary, que certaines régions sont plus disposées à l'arthrite que d'autres. La poussée, se faisant parallèlement du côté de la diaphyse et du côté de la jointure, n'aura qu'un plus court chemin à parcourir. L'apparition de l'arthrite peut être précédée d'un empâtement péri-articulaire, ou au contraire elle éclate d'emblée, et l'explosion s'annonce par un épanchement intra-articulaire plus ou moins abondant. Dans les synoviales superficielles, les caractères de cet épanchement se découvrent vite ; ils sont plus difficiles à établir dans les synoviales profondes de l'épaule, et surtout de la hanche, où le diagnostic devient presque impossible. Lorsqu'on a ouvert l'abcès sous-périostique, on acquiert seulement la certitude de l'existence de l'épanchement, si la jointure reste distendue ; jusque-là, on n'aura que des doutes plus ou moins fondés. La nature de l'épanchement n'est pas incertaine : il est purulent d'emblée, l'arthrite n'est-elle pas, en effet, consécutive à une perforation de la synoviale, ou du squelette de la jointure ?

Pourtant quelques faits cliniques ne doivent pas faire rejeter l'idée d'une arthrite simple sans perforation, développée par voisinage, ou par continuité de tissu. Cette donnée trouve encore un appui dans la disparition de l'épanchement et dans la guérison de l'arthrite, sans perte de la fonction du membre. Mais c'est là une exception à la règle ; l'arthrite est purulente, et elle ajoute une gravité nouvelle à l'affection.

Jusqu'alors une seule section d'un membre était prise ; par l'arthrite, la section voisine est atteinte. Son squelette, baignant dans le pus, s'altère ; ses parties molles, en continuité directe avec une synoviale purulente, traduisent cet état par de l'infiltration, du gonflement, et quelquefois la synoviale distendue se rompt, et déverse le pus au milieu d'elles. Trois sections peuvent même être atteintes, si l'ostéomyélite a progressé vers l'épiphyse de la seconde jointure, parallèlement au développement de l'arthrite de la première. Une seconde arthrite, avec ses funestes conséquences, apparaîtra soudainement dans cette autre jointure. On apporte quelquefois à l'hôpital des enfants dans cet état, où l'affection, née à la jambe ou à la cuisse, a franchi le genou, pour s'étendre dans

la cuisse ou dans la jambe. La marche ascendante des extrémités vers le centre n'est donc pas une règle, comme l'a indiqué Chassaignac. L'affection qui naît à l'extrémité d'un os se
propage d'abord du côté de la diaphyse, et en second lieu
vers l'épiphyse; l'ostéomyélite de l'extrémité inférieure du
fémur frappera de bas en haut le corps de cet os, et par des
désordres parallèles elle atteindra le genou et non la hanche.
Pareillement, celle de l'extrémité supérieure du tibia gagnera
le corps de cet os, et conséculivement ce même genou. On
comprend d'ailleurs que l'extension du mal à toute la longueur
d'un os le conduise à ses deux extrémités, c'est-à-dire aux deux
jointures. La marche, en un mot, est centrale et périphérique.

Formes locales de l'ostéomyélite. — Dans le
même os, l'ostéomyélite peut s'étendre successivement, sans
temps d'arrêt, à toutes les parties de l'os ; mais c'est là,
comme je l'ai déjà dit, une forme tout à fait exceptionnelle.
Les autres formes locales correspondent à deux groupes distincts et de beaucoup plus fréquents. L'un renfermant les cas
les plus simples, les moins graves, peut être appelé *diaphysaire* dans les os longs. Il comprend les faits où le mal reste
borné à la diaphyse ; né à l'une de ses extrémités, il ne se
propage que dans le sens du corps de l'os ; il envahit ainsi le
quart, le tiers, la moitié d'une diaphyse et plus exceptionnellement la diaphyse tout entière.

A l'extérieur, du côté des parties molles, l'ostéomyélite diaphysaire se traduit par un gonflement, circonscrit au début, mais
ne tardant pas à s'étendre dans la direction de la diaphyse, reflé-
tant ainsi ce qui se passe dans le centre de l'os atteint. Le gonflement gagne en longueur et en circonférence; il comprend
bientôt le tiers, la moitié d'une section d'un membre, laissant
intacte la région articulaire voisine de son origine. Sans entrer
dans d'autres détails relatifs aux divers aspects de ce gonflement, je dirai qu'il devient promptement le siège de suppuration, il apparaît un abcès sous le périoste. A l'ouverture de
cet abcès, on trouve la diaphyse dénudée dans le sens de sa
longueur, depuis son épiphyse jusqu'aux limites de l'abcès,
et, dans le sens de la circonférence, sur le tiers, le quart, la
moitié et quelquefois toute la circonférence du cylindre
osseux ; on a vu même une diaphyse tout entière dénudée et

les épiphyses supérieure et inférieure intactes. L'une des terminaisons de cette forme diaphysaire, la plus rare il est vrai, mais pourtant réelle, est la guérison sans nécrose.

Le second groupe, qui renferme aujourd'hui la majorité des faits, est celui dans lequel l'épiphyse se prend, et la jointure est atteinte en même temps que la diaphyse subit le même sort. Dans cette forme, comme dans la précédente, l'affection a pour origine une des extrémités de la diaphyse ; mais, au lieu de se propager uniquement dans le sens diaphysaire, elle se développe parallèlement dans la direction de l'épiphyse. Le cartilage conjugal ne lui oppose qu'une résistance de faible durée ; il est promptement détruit, partiellement ou en totalité, et le mal gagnant l'épiphyse proprement dite atteint l'articulation. Ce n'est pas, au surplus, le seul mécanisme par lequel l'articulation voisine puisse être envahie, et j'ai cité des exemples où un abcès sous-périostique s'ouvrait directement dans la cavité articulaire, mais c'est le procédé le plus habituel.

On le voit, cette seconde forme ne diffère de la précédente que par une propagation plus étendue, indiquant une intensité plus grande, et ajoutant par les désordres articulaires une gravité nouvelle.

On pourrait encore, se limitant à un os, décrire des sous-variétés curieuses, car l'affection n'occupe pas au début toute l'extrémité d'un os. Au tibia, par exemple, on voit l'affection naître à sa partie supérieure en avant et décoller les faces internes et externes de cet os en respectant la face postérieure ; mais on observe également l'abcès sous-périostique, limité à la partie postérieure de cet os par sa ligne oblique, et n'occupant que l'espace placé au-dessus de cette ligne oblique. De même au fémur, l'espace inférieur de cet os, compris entre les branches de bifurcation de la ligne âpre, a pu être seul atteint, au moins pendant quelques jours (obs. XVIII, p. 146) ; pareillement, au péroné, la partie la plus voisine de l'espace interosseux peut être le siège initial de l'abcès sous-périostique, etc.

Toutes ces variétés rendent souvent le diagnostic obscur, difficile au début et rendent encore la thérapeutique hésitante, mais elles n'ont rien d'insolite. Les symptômes locaux extérieurs sont plus ou moins modifiés par le siège, par la disposition anatomique de la région, mais les lésions profondes osseuses sont les mêmes.

Ostéomyélites secondaires. — Durant le cours de ces phénomènes, vers la fin du premier septénaire, et quelquefois plus promptement, il n'est pas rare d'assister à l'explosion d'atteintes nouvelles sur d'autres os. Aucune influence prochaine ou éloignée n'en rend compte ; elles sont inexplicables et frappent indistinctement tous les os, tantôt l'homologue, et tantôt un os différent du tronc, de la face, etc. La clavicule, le péroné, le maxillaire inférieur, en sont le siège de prédilection.

Dans le même membre, l'ostéomyélite frappe le péroné après le tibia, le fémur après l'un ou l'autre des os de la jambe, sans qu'on puisse suivre une continuité quelconque dans l'ordre des phénomènes. On a vu plusieurs os longs pris consécutivement dans une moitié du corps ou indistinctement dans les deux avec ou sans symétrie et sans règles.

Ces poussées indépendantes, quel que soit leur nombre, n'ont pas localement une physionomie comparable à l'atteinte primitive ; elles sont beaucoup moins intenses ; une douleur nouvelle plus ou moins vive indique bien un fait anormal, mais son caractère est fréquemment méconnu ; elle est promptement suivie d'un nouvel empâtement, et dès l'apparition de celui-ci, quelques heures suffisent pour le voir transformé en pus. La rapidité de l'évolution a été surprenante.

Toute douleur locale circonscrite n'est pas nécessairement .uivie de ce cortège ; même avec un peu d'empâtement de l'os, elle peut s'atténuer et disparaître avec lui ; la poussée avorte.

Un excellent point de repère dans la marche de ces accidents insidieux se trouve dans les courbes de la température. Chaque poussée traduit une élévation nouvelle et en indique l'intensité.

La gravité de ces derniers incidents ne saurait échapper ; par eux, par leurs complications articulaires, les malades entrent dans la voie des suppurations abondantes et persistantes ; ils y sont d'autant plus exposés, que l'ostéomyélite a, par elle-même, la plus fâcheuse disposition à se terminer par pyohémie.

Marche et terminaisons. — Lorsque l'affection marche vers la guérison, plusieurs procédés sont mis en œuvre ; le plus

simple est celui où cette guérison se fait sans esquille, sans
nécrose, ce qui ne veut pas dire sans déperdition osseuse : le
voici brièvement exposé. A la suite de l'ouverture de l'abcès,
l'os se trouve dénudé dans une partie de sa longueur et de
sa surface ; si l'on a pris soin que le pus ne séjourne pas, une
partie du périoste décollé reprend ses rapports par de nouvelles adhérences, et diminue le champ de la dénudation. Sur
l'os lui-même, aux stries rosées, aux taches rougeâtres, succèdent des sillons ou des dépressions plus profondes. De petites ouvertures apparaissent à leur niveau, laissant échapper
des bourgeons isolés d'abord, et plus tard unis à leurs voisins; ces bourgeons s'étalent, viennent donner la main à la
couche granuleuse de la plaie; l'os exposé est recouvert. Durant ces actes, une partie de la substance osseuse disparaît
sans laisser de traces, et nous sommes dans la plus complète
ignorance sur le mécanisme de cette résorption.

Après Chassaignac, Bœckel et d'autres auteurs, je rapporte
deux faits de guérison sans exfoliation (obs. X, p. 128 et
obs. I, p. 99).

Le temps nécessaire à cette cicatrisation n'est pas très
long: trois semaines, un mois peuvent y suffire ; il dépend
naturellement des dimensions de l'abcès, de l'étendue de la surface osseuse exposée, et des conditions générales du sujet.

Cette modalité de la guérison est certainement la plus rare ;
celle-ci n'a lieu, d'habitude, qu'au prix d'une nécrose, et le
siège et l'étendue de la dénudation primitive ne peuvent qu'imparfaitement faire apprécier quelle en sera l'étendue.

Dans les circonstances les plus heureuses, de nouvelles
adhérences ne tardent pas à se faire entre les parois du foyer
et la surface dénudée; la plaie diminue d'étendue, se réduit à
un trajet qui reste fistuleux, ou se cicatrise temporairement;
un peu plus tard, une esquille se détache et se présente spontanément. Deux ou plusieurs esquilles peuvent ainsi succéder
à la première.

Il résulte de là que la guérison confirmée n'est tout à fait
complète que longtemps après les cicatrisations ; j'insisterai
plus loin sur les conséquences qui résultent, pour le membre,
de la lenteur de cette guérison à laquelle s'ajoute un travail
d'hypérostose des plus remarquables.

Ce mécanisme se complique singulièrement dans le cas de nécrose plus considérable. Une diaphyse entière peut avoir perdu ses connexions épiphysaires et la plus grande partie de ses rapports avec le périoste. Son élimination artificielle, c'est-à-dire son extirpation, serait alors facile, si on pouvait avoir une suffisante certitude de cet état ; mais on n'est qu'imparfaitement éclairé, parce que, concurremment à la démarcation de la nécrose, se fait avec activité une réparation qui dissimule l'étendue des désordres.

Un nouvel os puisant son origine à des sources multiples, aux épiphyses et dans les points intermédiaires, dans le périoste décollé, va recouvrir plus ou moins complètement la diaphyse nécrosée. Celle-ci sera dès lors séquestrée dans un organe dont la texture se condensera chaque jour, et une apparence de guérison semblera exister. La suppuration de la vaste cavité se réduira à celle de quelques trajets se rendant dans l'intérieur de cet os nouveau.

Pour avoir été observés, ces cas de nécrose de la totalité d'un os n'en sont pas moins très rares, ils sont les extrêmes dans une série dont les faits de nécrose superficielle ne sont que le premier degré. Les exemples intermédiaires, ceux d'une nécrose partielle de la diaphyse, sont ceux d'une observation journalière, qui doivent le plus contribuer à cette étude ; ils correspondent à une nécrose partielle plus ou moins étendue, de plusieurs centimètres de longueur, et comprenant la totalité ou une partie de l'épaisseur du cylindre de l'os.

Dans ces cas intermédiaires où la nécrose comprend une partie ou totalité de l'épaisseur du tissu compacte, il est impossible, après l'ouverture de l'abcès, d'apprécier d'après la dénudation quelle en sera l'étendue ; car on ne saurait trop le répéter, cette dénudation n'est qu'une préparation à la nécrose ; l'inflammation profonde, dont on ne peut mesurer l'étendue, en est la principale cause, comme elle est la clef du travail de démarcation entre les parties mortes et les parties vivantes. La nécrose n'est donc que tardivement confirmée ; néanmoins ses caractères se montreraient dans toute leur simplicité sans l'intervention du travail réparateur ; celui-ci les cache, les voile, et au premier abord semble même en atténuer la portée.

En effet, l'os dénudé se recouvre de productions nouvelles, osseuses, solides ; l'abcès se comble en grande partie, on espère dans une guérison définitive ; vaine attente : la plaie ne se ferme pas, un ou plusieurs trajets s'établissent, la suppuration persiste, et devient intarissable ; elle dure des mois et des années.

L'affection est entrée dans une voie nouvelle ; à part certaines poussées tardives d'ostéite, rien ne révèle l'origine première.

Impuissante à éliminer les séquestres grands ou petits, invaginés dans l'os nouveau, la nature aura désormais besoin du concours de l'art, et sans aborder cette grosse question de chirurgie générale, nous signalerons plus loin quelques circonstances utiles à connaître pour tracer les règles de l'intervention.

SYMPTÔMES DES SÉPARATIONS DES DIAPHYSES, DES DÉCOLLEMENTS
ÉPIPHYSAIRES ET DES FRACTURES SPONTANÉES.

Je ne reviendrai pas sur les raisons tirées de l'examen des faits qui m'ont conduit à établir ces distinctions : la première variété, la séparation de la diaphyse à l'une de ses extrémités, ne peut pas être confondue avec le décollement dit épiphysaire : celui-ci se produit dans l'épiphyse même, dans la ligne du cartilage épiphysaire ou conjugal ; il coïncide presque toujours avec l'arthrite suppurée, il correspond aux faits les plus graves de la maladie. La séparation diaphysaire siège plus bas, existe souvent sans arthrite, et s'accompagne de symptômes spéciaux toujours confondus jusqu'ici avec le décollement épiphysaire. Il importe donc de lui assigner maintenant les caractères qui lui sont propres.

Comme je l'ai déjà dit, la séparation ne se fait guère que dans le cours du second mois, et sa découverte, au milieu des désordres qui tiennent à la suppuration, excite toujours la surprise. Elle se traduit par une attitude nouvelle de la section du membre où elle s'est opérée. Interrompu dans sa continuité, l'os ne maintient plus le membre ; celui-ci prend une position plus favorable au malade, obéissant à la pesanteur et plus souvent encore à l'action musculaire. Chaque région comporte donc une attitude variable.

Dans la séparation de l'extrémité supérieure du tibia, le fragment inférieur se porte en arrière et se place dans la rotation en dehors; la jambe tombe aussi en dehors; elle est raccourcie, le diamètre antéro-postérieur du genou augmente. Ce déplacement ne s'opérerait pas, si le péroné n'était pas lui-même séparé du tibia par le décollement du périoste, ou si l'articulation péronéo-tibiale supérieure n'était pas désunie.

A la partie inférieure de la cuisse, la diaphyse se porte habituellement en dedans, vers le condyle interne, et le membre tend à se placer dans l'adduction. En haut, au contraire, l'extrémité séparée se porte en dehors.

Ce changement d'attitude trouble singulièrement la physionomie des parties, donne le change et fait croire à une luxation. Il s'accompagne d'un symptôme pathognomonique : la mobilité anormale dans une région où elle ne peut exister sans discontinuité de l'os. Facile à constater dans les sections des membres à un seul os, elle est encore facile à reconnaître au tibia; elle le serait moins sans doute pour d'autres os, mais je n'en connais pas d'exemple. Sa recherche coïncide souvent avec un frottement dur et sec, la crépitation.

Enfin on a vu l'extrémité inférieure de la diaphyse du fémur se présenter au dehors dans une incision faite pour ouvrir un abcès sous-périostique (Giraldès, *loc. cit.*).

Quelques circonstances peuvent masquer les symptômes précédents; on devra les rechercher avec d'autant plus de soin, que l'idée d'un décollement épiphysaire est la première pensée à laquelle l'attention s'arrête.

Mais les faits prouvent d'une façon indéniable l'erreur où l'on est prêt à tomber. Au surplus, la séparation de l'épiphyse n'est qu'un premier pas vers la nécrose, la surface de la diaphyse séparée appartient à un séquestre qui comprendra une partie de la longueur de la diaphyse; mais à la période où a lieu la séparation, la nécrose n'est pas constituée, les limites du séquestre ne sont pas encore fixées ou ne le sont encore qu'incomplètement.

Pendant la durée de ce travail, s'effectuera aussi parallèlement la régénération de l'os, et l'on conçoit qu'à une séparation primitive puisse succéder alors une véritable soudure. En effet, qu'une lame osseuse nouvelle soit jetée du corps de la diaphyse séparée sur l'épiphyse comme cela a eu lieu dans un cas de Bœckel (*loc. cit.*) au tibia, qu'un nouveau cylindre se soit reproduit, une soudure habituellement défectueuse s'établira ; à ce moment les caractères de séparation cèdent la place aux phénomènes appartenant à la nécrose proprement dite.

Décollements épiphysaires. — Les décollements épiphysaires sont certainement beaucoup plus rares qu'on ne le croit généralement. Dans mon relevé, en dehors des faits de Klose, je n'en ai trouvé que onze exemples ; dans la plupart d'entre eux, la séparation ne s'était pas effectuée à proprement parler ; la destruction du cartilage conjugal ne permettait qu'un jeu des deux parties et n'avait pas abouti à une désunion absolue. L'explication est facile à donner : le décollement épiphysaire s'accompagnant presque inévitablement d'arthrite suppurée, les malades succombent, ou on leur impose le sacrifice du membre avant que le décollement se soit produit.

Les décollements les plus complets sont ceux de l'extrémité supérieure du fémur ; j'ai vu deux fois une séparation totale de la tête du fémur au niveau du col (voy. pl. V, fig. 1). Puis viennent, par ordre de fréquence, ceux de l'extrémité inférieure du fémur, et ceux de l'extrémité supérieure du tibia. Enfin, je rapporte en même temps un décollement de l'extrémité inférieure du radius (obs. VII, p. 112).

Cet aperçu conduit à cette conclusion que les signes de décollements épiphysaires proprement dits sont souvent peu apparents. Klose indique la mobilité anormale et la saillie de l'extrémité de la diaphyse dans quelque point du membre. Ces caractères sont ceux de la séparation de la diaphyse, et non du décollement proprement dit qui a lieu en pleine épiphyse.

L'existence d'une arthrite suppurée, celle d'une déformation considérable dans la jointure elle-même, sont les premières raisons qui doivent faire penser à ce décollement ; la présomption s'entourera de probabilités plus grandes, si le membre prend une attitude nouvelle, inexplicable, avec les rapports normaux des surfaces articulaires. Mais pour acqué-

rir la certitude, il est nécessaire, explorant la continuité de
l'os, de rencontrer une mobilité anormale dans l'épiphyse, au
lieu même du cartilage conjugal. Or, pour un certain nombre
d'épiphyses, cet examen, aussi rigoureux qu'on puisse le faire,
manque de données d'une valeur indéniable.

Fractures spontanées. — Les signes de fractures
spontanées se montrent avec l'évidence ordinaire des solutions de continuité du corps des os longs : mobilité anormale
facilement reconnaissable survenue sans raison ou sous le
plus léger effort, impuissance du membre, crépitation, déformation consécutive, sont autant de caractères dont il est inutile de faire l'analyse ; bornons-nous à y ajouter la présence
de trajets fistuleux par lesquels on reconnaîtra, d'ordinaire,
l'existence d'une nécrose au foyer de la fracture. J'ai déjà dit
que la consolidation de ces fractures s'obtenait aussi aisément que dans les variétés ordinaires.

Complications générales. — La fréquence et l'intensité de ces complications ont frappé à ce point l'attention des
auteurs que certains d'entre eux, méconnaissant leur origine
et leurs rapports avec l'ostéomyélite, les ont placées sous
l'influence d'une cause plus générale, de laquelle naissait l'ostéomyélite elle-même; influence rhumatismale, dyscrasie
sanguine, perturbation dérivant d'extrêmes fatigues, ont été,
suivant les observateurs, le nouvel élément d'où émanaient
toutes ces complications. Nos explications sur ce point nous
permettent de ne pas reprendre la discussion, et, avec Culot,
nous rattachons directement à une septicémie d'origine médullaire le développement de ces complications. Elles sont
liées ou non à l'état local par une phlébite concomitante. Leur
apparition est brusque et intense, ou plus sourde avec autant
de dangers. Ainsi, au cours d'une ostéomyélite à marche
rapide, au bout de trois, quatre jours, le malade éprouve
brusquement un peu de gêne respiratoire, ou il est pris d'une
toux fréquente, répétée; on examine sa poitrine et on
découvre une pneumonie unilatérale ou bilatérale, compliquée ou non d'adhérences ou d'un épanchement pleural ; ces
pneumonies ont les allures des pneumonies franches, elles
s'accompagnent de matité, souffle, râles crépitants, cachés
quelquefois par des craquements pleuraux; leur durée est

ordinaire ; mais elles laissent après elles une toux suivie d'une expectoration verdâtre, adhérente, abondante, peu aérée, dans laquelle le microscope révèle la présence de fibres élastiques.

Elles paraissent céder, lorsqu'une nouvelle poussée se produit, trompant les espérances de la veille, poussée s'annonçant par de nouvelles élévations de température ; néanmoins, on touche à leur résolution, lorsque survient brusquement, dans une articulation saine, un épanchement dont l'abondance amène quelquefois la rupture de la synoviale. D'autres fois, une jointure s'empâte autour des os qui la constituent, et on se demande alors si l'on est en présence d'une ostéomyélite nouvelle, ou d'une poussée pyohémique.

Ce sont enfin une pleurésie purulente, un épanchement péricardique, des abcès multiples dans les espaces cellulaires, accompagnés, parfois, de production de gaz (voy. obs. XXI, p. 159). On le voit, c'est la pyohémie aiguë, maligne, apparaissant insidieusement, sans frissons, sans son cortège ordinaire, avec purulence dans les viscères, poumons, cœur, reins, muscles, cerveau même ; les abcès du foie sont beaucoup plus rares que ceux des poumons et des reins. Enfin, l'endocardite simple, ulcéreuse ou végétante, limitée aux valvules, ou plus ou moins étendue sur les parois du cœur, apparaît comme dans les états les plus infectieux, pour assombrir encore ce triste tableau.

Un certain nombre de faits, en dehors de ceux de Klose, mentionnent l'existence d'une phlébite des veines osseuses et des plus gros troncs qui leur succèdent. Mais la relation n'est pas constante. Enfin, il est encore quelques exemples où la marche de l'affection a été tellement rapide, que les lésions de la pyohémie ne sont qu'indiquées ou n'existent pas encore ; on ne trouve que quelques suffusions sanguines viscérales, quelques noyaux apoplectiques pulmonaires, dans les parois du cœur ou dans les méninges. C'est ici le lieu de signaler l'existence des embolies graisseuses dans les vaisseaux du poumon. Depuis que l'attention a été appelée sur ces embolies par Zenker (1), Wagner (2), Waldeyer, Niederstadt,

(1) Zenker, *Beiträge zur norm. und path. Anat. der Lunge.* Dresden, 1862.
(2) *Archiv der Heilkunde*, 1865, p. 373.

Flournoy (1) ont donné la relation d'autopsies d'ostéomyélite aiguë, dans lesquelles ils ont trouvé de la graisse en très grande abondance dans les vaisseaux capillaires des poumons. Flournoy va même jusqu'à penser que l'embolie graisseuse est une lésion très fréquente sinon constante dans l'ostéomyélite, et que c'est à elle qu'est due une grande partie de la gravité de l'affection (Flournoy, *loc. cit.*, p. 122).

(1) *Contribution à l'étude de l'embolie graisseuse*, par Flournoy de Genève, 1878.

CHAPITRE QUATRIÈME

MODIFICATIONS DANS LA LONGUEUR DES MEMBRES ET DANS
LEUR ATTITUDE.

Cette partie de l'histoire clinique, plus importante qu'on ne
croirait tout d'abord, est appelée à porter la lumière sur
certains faits obscurs dont on n'avait pas suffisamment recherché l'origine. Quelques exemples qu'il m'a été donné de
suivre depuis trois ans, et un certain nombre d'autres relevés
dans les auteurs, sont les documents dont je me suis servi.
Ils doivent être classés par catégories.

Première catégorie. — La première comprend les faits
où l'affection a guéri sans nécrose ou avec élimination rapide
de petites esquilles superficielles du corps de l'os.

Deux cas peuvent se présenter avec des résultats opposés :
le cartilage de conjugaison a été respecté, ou il a été détruit.

1° Envisageons le premier de ces cas, celui où il a été
respecté.

Pendant les premières phases de l'ostéomyélite, on ne peut
qu'avoir des doutes sur l'intégrité du cartilage conjugal ; ces
doutes prendront une consistance mieux fondée lorsque l'affection évoluera sans le développement des complications
qu'entraînent les lésions de ce cartilage : les modifications
nouvelles qui vont en effet se produire témoignent de sa conservation. L'excitation de voisinage agit dans le même sens
que l'irritation expérimentale et elle confirme les résultats des
belles expériences d'Ollier ; elle trouble l'évolution des lois de

la croissance : obéissant alors à une impulsion nouvelle et anormale, l'accroissement de l'os se fait sans équilibre, son volume dépassera celui qu'il doit acquérir pour être adulte, et il restera définitivement ainsi.

Avant de rechercher les conséquences de ces faits, il importe de suivre ces transformations qui ne se font plus dans le calme des évolutions physiologiques. Il est vrai que le bruit qui trouble ce calme n'a rien d'inquiétant ; les petits malades, après deux, trois mois de maladie et de convalescence, en reprenant leur vie habituelle, conservent encore quelque temps de la gêne dans le mouvement de la partie, un peu de claudication ou une moins grande force dans le membre atteint, et pour quelques-uns, c'est tout. Mais pour d'autres, pour le plus grand nombre, il s'y joint un état de douleur, en rapport avec l'intensité du trouble. Ces douleurs ont un caractère essentiellement intermittent. Dans les premiers temps, elles se répètent presque chaque jour, à plusieurs reprises, occupant la partie autrefois malade, sous forme d'élancements, de piqûres profondes, de brûlures, et puis elles diparaissent. Assez vives pour arrêter un instant les sujets, les interrompre dans leurs jeux, leurs travaux, elles cessent brusquement. Ni la marche, ni la fatigue ne paraissent les accroître ; au contraire, il est certains malades qui cherchent à les calmer par le mouvement. Un caractère essentiel de ces douleurs a trait à leur manifestation nocturne.

Les enfants se couchent sans douleur, ils sont réveillés au milieu de la nuit dans une crise qui leur arrache des cris et des pleurs pendant une ou plusieurs heures. Pour un certain nombre d'entre eux, ces accès nocturnes se produisent le matin, et les enfants, accusant la chaleur du lit, demandent à se lever. L'influence de la température chaude semble en effet accroître ces douleurs. Chose étrange, ce n'est pas dans les jours qui suivent la guérison que les enfants se plaignent ; les malades ont quitté leur lit, définitivement guéris, sont rendus à leur vie ordinaire, et ce n'est que plus tard qu'ils ressentent ces effets, ne les accusant pas dans les premiers temps.

De plus, j'ai remarqué que les douleurs sont moins fréquentes à la suite des ostéomyélites du membre supérieur. Il semblerait donc que la marche et peut-être la fatigue, la

reprise trop hâtive des travaux, aient une part d'action dans
le réveil et le maintien de l'irritation. Quoi qu'il en soit, plus
tard les douleurs du jour sont moins fréquentes, les accès ne
sont plus quotidiens et s'éloignent : enfin, après deux, trois,
quatre et six mois quelquefois, elles ne reparaissent plus. Les
accès nocturnes persistent plus longtemps. J'ai revu des sujets à cette échéance de trois et six mois, et l'exploration du
squelette fournit l'explication de ces douleurs spontanées.
Les enfants indiquent le siège de la douleur; ce siège est
osseux; il occupe une partie de l'os d'un volume exubérant;
la pression avec le doigt réveille la douleur, la rend intolérable.
Chez un de mes sujets, on trouvait dix mois après la guérison,
sur la portion extra-articulaire du condyle interne du fémur
triplé de volume, une place de l'étendue d'une pièce de un
franc très douloureuse à la pression (obs. XI, p. 130).

Mais avant de parler des changements nouveaux accomplis
dans l'os, énonçons brièvement ceux qu'a subis le membre lui-
même; sa conformation est altérée, ses parties molles sont
plus flasques et restent quelquefois moins développées que du
côté sain; il existe aussi une moins grande résistance dans
les muscles, en rapport avec l'amoindrissement de leur volume. Ce trouble atrophique n'est nullement comparable à
celui qu'on remarque à la suite des affections chroniques des
os et des jointures; il est beaucoup plus léger et explique seulement la puissance moins considérable de la partie atteinte.
Du côté de la peau, on remarque parfois des dilatations
voincuses, et souvent aussi un développement plus marqué du système pileux. Les modifications du squelette sont
surtout à considérer. L'augmentation de volume de l'os a
lieu en circonférence et en longueur, elle occupe non seulement la partie où se localisait l'ostéomyélite, mais aussi
les régions voisines où elle se propage peu à peu. Elle porte
sur le corps de l'os, en s'étendant plus ou moins loin sur
l'épiphyse. Les éminences apophysaires, condyles ou apophyses, prennent de plus grandes proportions, et tandis que
la partie intra-articulaire conserve la même configuration,
la partie extra-articulaire devient plus longue, plus épaisse.
Chaque diamètre en un mot prend sa part d'accroissement.

On voit alors succéder aux épiphyses du fémur et du tibia, non plus des contours de bords excavés, avec leurs encoches naturelles, mais des surfaces pleines ; en un mot la continuité entre l'épiphyse et la diaphyse se fait par un cylindre plein d'un volume régulièrement décroissant. Quelquefois le gonflement d'une épiphyse n'est que partiel ; au fémur par exemple, le condyle externe aura conservé son volume normal, tandis que l'interne aura doublé, triplé son volume (Voy. obs. XI, p. 132). L'affection s'est alors localisée en ce point.

Dans les premiers mois qui suivent la guérison, une guérison apparente d'ailleurs, le tissu osseux de ces hypérostoses n'a pas encore acquis la densité qu'il aura définitivement plus tard, qui peut devenir alors comparable à de l'ivoire (1).

La coexistence de phénomènes douloureux, de poussées congestives, pendant que ces métamorphoses s'accomplissent, révèle la persistance d'un travail inflammatoire, d'une ostéite raréfiante ou condensante, longtemps après la guérison apparente. Cette ostéite peut se terminer de plusieurs manières : par la formation d'un abcès dans l'os qui ne donnera des signes de sa présence que longtemps, plusieurs années après la première poussée d'ostéomyélite ; le siège de cet abcès est une épiphyse dont la forme est modifiée, dont le volume est augmenté, ou la partie de la diaphyse hypérostosée qui se continue avec l'épiphyse. Ces abcès consécutifs seront généralement libres de toute communication avec le canal médullaire. Quelquefois l'abcès s'ouvre à la surface de l'os par une ouverture spontanée, véritable trépanation naturelle ; la cavité de l'os se vide, il est vrai, mais sa réparation ne peut s'obtenir, des fongosités la remplissent en partie ; mais ce bourgeonnement n'amène pas la guérison ; peut-être l'ostéite

---

(1) Dans ses *Leçons de clinique chirurgicale de la Charité*, M. le professeur Gosselin a très judicieusement insisté sur l'existence de cette hypérostose. Voici comment il s'exprime, tome I, pages 135 et 136 :

« Cette ostéite a guéri en laissant l'hypérostose, qui est la conséquence à peu près inévitable de l'ostéite hypertrophiante, lorsqu'elle occupe le tissu compacte des os longs ; et cette hypérostose, ayant pour caractère de conserver, pendant un certain temps après sa formation, une tendance à l'inflammation subaiguë ou chronique, et possédant ce caractère à un plus haut degré tant que dure l'adolescence, c'est elle qui a été le point de départ de poussées nouvelles qui tourmentent aujourd'hui ce jeune garçon. »

concomitante est-elle l'obstacle véritable qui empêche la cure ; quoi qu'il en soit, le mal a pris dès lors une durée indéfinie.

Une terminaison plus commune de cette ostéite est une nécrose ; comme précédemment, il se forme autour du séquestre une suppuration qui l'isole. Un abcès apparaît alors dans les parties molles autour de l'os ; on l'ouvre et on trouve une petite esquille au milieu du pus. Deux, trois fragments osseux sont ainsi éliminés. L'abcès se ferme et on croit le malade guéri ; il l'est en effet pendant un certain temps. Mais plus tard, après six mois, un an, deux ans ou davantage, il reparaît une nouvelle poussée et la même série d'accidents se reproduit. Pendant ces poussées, le volume de l'os s'accroît encore, même à une époque où le sujet a dépassé de plusieurs années l'âge de la croissance ; on ne doit donc pas être étonné de rencontrer une augmentation de volume et de longueur des os tout à fait insolite ; le diamètre de la diaphyse d'un os comme le tibia peut dépasser de deux et trois centimètres le diamètre du côté sain, et l'augmentation en longueur de l'os peut atteindre quatre centimètres et au delà. Ces données ne reposent pas sur des mensurations cliniques seulement dont les données n'offrent pas une rigueur indiscutable, mais sur des faits de mensurations prises sur des sujets qui ont succombé dix ans, vingt ans plus tard.

De là cette conséquence que la section à laquelle appartient l'os est plus longue que l'autre, et que quelques malades ont une claudication qui n'a pas une autre origine. Cette claudication se dissimule d'habitude assez aisément ; il n'en est pas de même de l'attitude ou des déviations qu'imposent les nouveaux rapports entre les os. Celles-ci sont ineffaçables ; elles ne s'observent guère qu'au membre inférieur, où elles sont l'inévitable résultat de la marche. N'ayant observé ces résultats que pour l'extrémité inférieure du fémur, le tibia et le péroné, je dois me borner à leurs effets.

Si l'augmentation de volume de l'extrémité inférieure du fémur est uniforme, elle ne trouble pas l'équilibre du corps au repos ou pendant la marche, autrement qu'en déplaçant le centre des oscillations verticales et transversales ; ce qui n'aura d'autre résultat que la claudication pendant la marche, et un état hanché au repos. Par contre, si l'hypérostose est partielle, et a pour siège le condyle interne, à l'augmentation de longueur correspondra l'état cagneux du genou qui entraînera lui-même un valgus du pied plus ou moins prononcé (Voy. obs. XI, p. 130).

Une déviation en sens opposé est la conséquence de l'augmentation du volume du condyle externe (Voy. obs. I, p. 99). Dans l'un et l'autre cas, sans nécessité d'arthrite antérieure, l'hypérostose rendra incomplète, habituellement, la flexion du genou.

Comme pour le fémur, l'hypérostose du tibia est la suite habituelle de l'ostéomyélite de cet os ; elle peut être étendue à toute la diaphyse ou limitée à une partie du corps de l'os, dont elle augmente le volume sans amener d'autres changements.

Mais une issue aussi favorable n'est pas la règle : l'hypérostose des extrémités se joignant à celle du corps, détruisant l'harmonie des rapports des deux os entre eux et avec leurs voisins, entraîne des désordres plus complexes encore. L'augmentation de longueur du tibia n'étant pas suivie d'une augmentation proportionnelle dans la longueur du péroné, les deux os se désunissent à une de leurs jointures, à l'articulation supérieure d'ordinaire, dont les liens sont moins résistants. La tête du péroné devient plus mobile par suite du relâchement des ligaments, elle occupe une place plus inférieure que celle du côté homologue. Si à une plus grande longueur du tibia s'ajoute une hypérostose de l'une ou l'autre épiphyse ou d'une partie de ces épiphyses, les déviations de la jambe et du pied prendront dans l'attitude générale du membre inférieur une direction en dedans, ou en dehors, conforme à l'obligation où les placent les nouveaux rapports des os.

Les résultats définitifs de l'ostéomyélite du péroné sont de même ordre : disjonction épiphysaire ou incurvation de l'os, attitudes nouvelles du pied, moins prononcées en général ; telle est en résumé la physionomie nouvelle.

2° *Destruction du cartilage épiphysaire.* — La plupart des faits où la destruction de ce cartilage a eu lieu, ayant été compliqués d'arthrite, ont nécessité l'amputation du membre, ou se sont terminés par la mort ; de telle sorte qu'on ne peut émettre que des hypothèses fondées sur ce qu'apprennent les mêmes destructions dans les maladies chroniques. Pourtant l'analogie ne permet de conclure à un arrêt de la croissance de l'os, que sous les plus grandes réserves ; car l'ostéomyélite, nous l'avons surabondamment indiqué, développe dans l'os une activité néo-formatrice, près ou loin du cartilage conjugal, et en dehors de son intervention ; cette hypérostose n'est pas alors compensatrice. Mais la croissance peut être arrêtée par insuffisance du cartilage, comme quelques faits semblent l'indiquer. Cartaz (*loc. cit.*) rapporte le cas d'un enfant de douze ans qui succombe quatre mois après le début d'une ostéomyélite du fémur droit. L'épiphyse proprement dite, c'est-à-dire la tête du fémur, était aplatie, poreuse, et atteinte de raréfaction qui en avait altéré le volume, depuis le petit trochanter ; au contraire, le corps du fémur présentait un beau type d'hypérostose. L'enfant avait succombé à l'épuisement provoqué par de vastes eschares, qu'aucun moyen n'avait pu empêcher. Il n'y avait pas de pus dans la hanche ; il aurait donc pu vivre, et il eût été probablement un exemple de la nature de ceux que j'indique. Une de mes observations, la dixième, est comparable à colle do Cartaz.

Deuxième catégorie. — Lorsque l'affection se complique de nécrose, les phénomènes précédents, modifiés et quelquefois entravés par la présence d'un séquestre, n'en amènent pas moins des changements tout aussi considérables.

Pendant les longues périodes qui correspondent à la démarcation de la nécrose et à l'élimination des séquestres, un os nouveau s'est constitué de toutes pièces. Offrant le type de l'irrégularité, inégal sur ses faces et sur ses bords, plus volumineux que l'ancien, trop épais et trop long pour le membre, il entraîne une série de troubles fonctionnels. L'os nouveau, au surplus, n'atténue en rien la transformation épiphysaire dont j'ai parlé, et une hypérostose générale ou partielle des épiphyses vient alors compléter le changement de physionomie que possèdent les os atteints d'ostéomyélite. De là découlent des attitudes vicieuses, des subluxations encore plus marquées que dans la première catégorie de faits.

CHAPITRE CINQUIÈME

L'exposé des symptômes d'après leur ordre d'apparition fait reconnaître l'insuffisance des éléments du diagnostic à la première période de l'affection, avant tout gonflement. On est en présence de difficultés insurmontables ; pourtant il existe, dès les premiers moments, dans les caractères de la douleur et dans le siège qu'elle occupe, quelque chose qui devrait éveiller l'attention. Il ne faut pas omettre non plus le traumatisme qui lui a donné naissance ; car celui-ci a paru si léger d'habitude, qu'on ne lui accorde pas une importance suffisante. Il en est de même du concours de circonstances où il a eu lieu ; ce qui s'est passé avant et après mérite aussi d'être soigneusement pesé.

L'enfant était-il sous le coup d'un état de fatigue antérieure, ou s'est-il fatigué ensuite ; a-t-il souffert dès les premiers moments, ou combien de temps après, et en quel endroit ? A-t-il boité, a-t-il repris son travail, ses jeux, ses habitudes, le lendemain ou les jours suivants ? Ce questionnaire peut paraître puéril, il ne l'est pas à mes yeux ; il m'a permis quelquefois de retrouver une trace perdue, de la suivre et de m'y reconnaître. C'est qu'en effet l'affection est prise pour du rhumatisme, et beaucoup de circonstances extérieures tendent à faire tomber dans cette méprise ; bien souvent en effet, l'enfant a été mouillé, a marché pieds nus sur un sol humide, neigeux, ou il a été exposé à un abaissement de température dans de mauvaises conditions. Mais sans méconnaître la part qui revient à l'influence rhumatismale ou au froid, un examen minutieux de la douleur, du gonflement, peut donner l'indice d'une affection différente du rhumatisme.

Sans doute, si on se borne à toucher superficiellement et en bloc la partie affectée, on réveille la douleur, une douleur plus ou moins vive, à laquelle les enfants sont très sensibles, même quand on n'est pas sur le siège qu'elle occupe ; à plus forte raison si on fait exécuter des mouvements au membre. Mais qu'on suive une méthode rigoureuse, et par voie directe ou détournée, on arrive à un diagnostic précis. En effet, au début, où siège la douleur? Elle est dans l'os, uniquement dans lui ; l'enfant malade ne saurait, ne pourrait l'accuser ; il ne distingue pas où, à peine les variétés de douleurs ; il ne reconnaît pas si elles sont superficielles ou profondes. C'est à l'observateur seul qu'il appartient de chercher, de trouver, de se reconnaître.

Or, je le répète, l'exploration du squelette est de la plus haute importance. Il faut commencer par éliminer pour être mieux renseigné, et puis on rassure ainsi l'enfant. Les enfants sont plus raisonnables qu'on ne croit ; le raisonnement a prise sur eux ; souvent un procédé détourné m'a conduit à les adoucir et à les rendre plus maniables ; il consiste à explorer d'abord le côté sain en leur parlant, en leur demandant si on les fait souffrir ; ils vous répondent que non, on est entré en conversation avec eux. Dans le membre affecté, le mal occupe-t-il l'extrémité inférieure du fémur, par exemple, on leur prend le pied, on fait jouer le cou-de-pied en immobilisant d'une main la jambe, pendant que de l'autre on fait jouer la jointure ; l'enfant ne souffre pas ; on en profite pour lever légèrement tout le membre étendu, et on fait jouer la jointure de la hanche ; on reconnaît vite que celle-ci a tous ses mouvements libres ; on peut aussi fléchir un peu le genou et reconnaître si le jeu en est douloureux ou non ; on ne ferait pas cette dernière manœuvre, si on s'était aperçu, dès l'abord, que la cavité articulaire était distendue par un liquide contenu.

Ce n'est là qu'un aperçu, mais il a sa valeur. Le jeu des jointures libre, sans douleur, éloigne déjà le fait d'un rhumatisme articulaire proprement dit ; mais ce n'est qu'un commencement de preuve, il faut encore faire l'anatomie de l'affection. Je suppose qu'il existe un gonflement très médiocre ; l'examen de ce gonflement montre qu'il n'est pas rouge, qu'il est œdémateux si l'affection a un siège superficiel, qu'il a une certaine tension si elle occupe un os très recouvert.

L'examen de l'os réclame l'emploi d'une méthode pleine de rigueur.

Ce n'est pas en examinant d'emblée le point malade que l'on est fixé : d'abord les cris de l'enfant vous arrêtent, et puis il vaut mieux, il est infiniment préférable de scruter l'os à distance ; pour cela, avec un seul doigt, l'index, on presse l'os, on le percute, on demande à l'enfant s'il souffre ; il importe d'agir sans précipitation, d'avoir la patience d'attendre : il vous répondra que non. On passe plus haut en se rapprochant du mal, jusqu'à ce qu'on arrive sur la partie envahie ; là, on réveille la douleur et les cris, mais encore on peut reconnaître qu'à pression égale tous les points ne sont pas également douloureux ; on retrouve, dans les douleurs plus vivement ressenties et traduites par des expressions nuancées dans la physionomie, des différences dans l'intensité de la douleur ; c'est là que l'attention doit se fixer. Il importe de renouveler l'épreuve pour assurer les impressions que l'on a.

Un certain nombre de cas obscurs dès le début le resteront encore nécessairement pendant quelques jours : ce sont ceux où le mal occupe, je ne dirai pas un os très recouvert, car ceux-ci sont passibles d'une exploration minutieuse, mais certaines régions d'un os presque inaccessibles, comme, au fémur, la partie postérieure et inférieure de cet os comprise entre les deux lèvres de bifurcation de la ligne âpre, au tibia, la partie de cet os placée au-dessus de la ligne oblique.

Ces variétés de position, nécessaires à connaître, n'ont plus qu'une importance médiocre plus tard par suite de la propagation de l'ostéomyélite. Mais, à l'origine, on est dans le plus grand embarras pour trouver le point de départ du gonflement qui existe à leur niveau. Puisque l'examen du gonflement ne fournit aucune donnée, et qu'à son niveau l'exploration de l'os est impossible, il ne reste qu'une voie pour retrouver l'origine osseuse. L'ostéomyélite débute probablement par un point, mais elle ne tarde pas à étendre ses effets dans les parties voisines. On doit donc concentrer son attention sur la diaphyse qui se termine par l'extrémité probablement atteinte, exercer sur elle des pressions multiples et répétées, en se rapprochant du point malade, et l'on réveillera en général des douleurs dont

l'intensité sera d'autant plus grande qu'on se rapprochera de
ce point.

Dès ce moment, le diagnostic cesse d'être incertain, et les
preuves de son exactitude ne tarderont pas à se montrer le lendemain ou les jours suivants. Il est un caractère précoce auquel j'attache une assez grande valeur malgré son inconstance :
celui d'une dilatation veineuse superficielle indiquant le trouble
apporté dans la circulation osseuse. Très rare dans les inflammations des parties molles, je l'ai presque toujours rencontrée
dans l'ostéomyélite, et elle m'a permis une fois de croire à une
affection de cette nature que l'autopsie a confirmée (obs. XXI,
p. 155), dans la région lombaire de la colonne vertébrale.

Dans les phases ultérieures de l'ostéomyélite, le diagnostic
se borne à rechercher ses complications locales et générales.

Il n'entre pas dans mon plan de rappeler les caractères propres à chacune d'elles, depuis l'abcès sous-périostique jusqu'aux désordres viscéraux d'ordre pyohémique. Qu'il me suf-
fise de dire que l'attention doit être pour longtemps en éveil,
et que toute circonstance nouvelle survenant près ou loin du
siège primitif réclame le plus soigneux intérêt.

La température du matin et du soir doit être le seul guide
pour apprécier les conditions générales du sujet. Par l'élévation de ses courbes, on sera conduit à ausculter le cœur et les
poumons, et l'on sera dès le premier moment sur la trace de
complications qui eussent échappé sans cet examen.

CHAPITRE SIXIÈME

ÉTIOLOGIE

Sur 100 cas				
	Garçons	70	Avant l'âge de 5 ans	9
	Filles	28	De 5 à 10 ans	17
	Sexe non indiqué	2	De 10 à 15 ans	41
	Total	100	De 15 à 20 ans	30
			1 cas à 21 ans, 1 à 22, 1 non indiqué	3

Dans mes vingt-quatre observations qui ne sont pas comprises dans le tableau précédent, on trouve 16 garçons et 8 filles. Le plus jeune sujet a trois ans ; j'ai observé depuis une ostéomyélite du fémur chez un enfant de cinq mois.

En dehors de l'influence toute particulière exercée par les phénomènes physiologiques propres à la croissance des os, on cherche vainement dans une diathèse antérieure un lien originel commun à tous les faits.

La scrofule dont on a parlé, n'ayant presque jamais laissé de traces chez les sujets frappés, ne saurait être invoquée. L'influence rhumatismale a été accueillie avec plus de faveur ; elle a pour elle une part de faits assez grande où l'affection est née sous l'influence du froid, de l'humidité : dix faits relevés par moi sont très concluants à cet égard.

L'ancienne école de Strasbourg représentée par Schutzemberger, Bœckel et leurs élèves, et par Giraldès à Paris, a bien mis en relief cette influence. Mais en pénétrant plus avant on ne trouve plus de raisons démonstratives. Ni la marche de l'ostéomyélite, ni la suppuration qui l'accompagne, ni ses complications qui sont d'ordre septique, ne permettent de pousser plus loin un rapprochement en faveur du rhumatisme. Enfin, chez aucun des sujets on n'a signalé soit une attaque rhumatismale antérieure, soit même l'existence de manifestations d'ordre

rhumatismal. Toute analogie avec le rhumatisme se borne donc
à l'intervention de l'une des causes sous lesquelles naît d'habitude le rhumatisme, et cette intervention manque dans plus
des deux tiers des cas.

Il est une catégorie de faits beaucoup plus nombreux où les
influences s'ajoutent, et ceux-là sont à mes yeux les plus concluants ; ce sont ceux où les membres, après avoir souffert
d'une injure physique, ont été exposés à l'eau froide. J'en cite
un exemple bien remarquable : une jeune fille de douze ans
tombe dans un escalier, elle souffre de l'avant-bras ; le lendemain, à l'école, on met le membre sous la pompe et sous l'eau
froide pendant plusieurs heures ; il se développe une ostéomyélite effroyable qui l'enlève en trois jours ; elle est venue
mourir à l'hôpital (obs. XIX).

L'action combinée de la fatigue et du froid se fait ressentir
tout autant lorsque les enfants ont marché longtemps les pieds
nus dans la neige, sur un sol humide, etc., etc. Le rôle de la
fatigue, sur lequel a insisté avec beaucoup d'à propos le professeur Gosselin, est réel dans un certain nombre de faits ;
mais il faut établir une distinction. Quelques enfants réelle-
ment surmenés, en exerçant un état au-dessus de leurs forces,
sont frappés sans autre motif. Peut-on supposer que l'économie a subi une de ces altérations sur la nature de laquelle on
ne peut avoir que des présomptions ? Cela est possible ; mais
qu'on l'appelle vico interno, infection ou dyscrasie sanguine,
et qu'il conduise par suite à l'hypothèse d'une fièvre pseudo-
rhumatismale des adolescents, comme l'a fait Roser, la conception n'est que purement théorique et n'englobe d'ailleurs
qu'une part assez minime de faits.

Un exemple très remarquable de l'influence de grandes
fatigues se trouve chez un enfant âgé de huit ans, venu du
Piémont à Paris, en marchant une moyenne de sept à huit
heures par jour.

D'autres fois la fatigue n'a porté que sur un membre, ou
même sur une section dont l'emploi trop répété était seulement
utile pour l'exercice de la profession (obs. III).

L'influence des chocs, des chutes, de tiraillements forcés, a
existé quinze fois d'une façon positive ; les phénomènes locaux
ont apparu immédiatement au point blessé, ils ont été négligés

et ils ont quelquefois même disparu ; mais les jours suivants, sans motifs, par suite du travail, de fatigues nouvelles, ils ont reparu en s'aggravant promptement.

Le détail de ces circonstances établit donc qu'il y a plusieurs parts à faire.

La plus grosse revient incontestablement aux causes locales ; celle de la fatigue et du froid n'arrive qu'en seconde ligne. Mais il faut se hâter de dire que toutes sont sous la direction d'une raison majeure : l'irritation physiologique qui préside à la croissance des os ; les phénomènes qui s'accomplissent alors ne sont pas d'ailleurs bornés exclusivement à l'os, ils entraînent nécessairement un développement parallèle dans les muscles et les tendons qui s'insèrent sur eux. Un tendon qui ne recouvrait, d'un os, qu'un demi-centimètre carré à tel âge, à une période plus avancée du développement en recouvrira le double, et nous connaissons maintenant l'étroite connexion de ces différentes parties. Les tendons n'offrent pas à leur insertion sur le cartilage un simple contact, il existe une continuité véritable entre la cellule cartilagineuse et la fibre tendineuse ; celle-ci procède de celle-là, et le cartilage à son tour préside au développement de l'os.

Ainsi les connexions de ces différentes parties tendent à établir que le squelette n'est pas, autant qu'on l'a cru, un agent passif de la locomotion, et que dans une certaine mesure un os peut recevoir jusque dans des parties assez profondes les commotions émanant de contractions musculaires trop fortes ou trop longtemps soutenues. Le muscle n'est pas seulement en cause, l'os lui-même en souffre. De là de nouvelles sources d'irritation dont j'ai donné quelques exemples indéniables dans les ostéites de la croissance, que j'ai appelées apophysaires, et qui ont également pris une part déterminante chez un certain nombre de sujets atteints d'ostéomyélite suppurative.

CHAPITRE SEPTIÈME

TRAITEMENT

Si l'on veut bien se rappeler l'invasion du mal, on est frappé de ce fait, qu'avant l'explosion de phénomènes locaux et généraux intenses, il existe ordinairement une période que l'on pourrait appeler préparatoire, durant laquelle les sujets n'éprouvent que des douleurs légères qui occasionnent de la gêne dans les mouvements, de la difficulté à reprendre leurs occupations ; mais ces phénomènes ne mettent pas une entrave suffisante à leur manière d'être ordinaire, ils continuent leurs occupations, et quelquefois leurs travaux, des travaux au-dessus de leur force et de leur âge.

La première indication qui se présente alors ne doit-elle pas être prophylactique ; elle sera, il est vrai, établie sur de simples soupçons ; mais la gravité de l'affection ne mérite-t-elle pas qu'on cherche à l'éviter par tous les moyens ! Le repos absolu de la partie devient le premier devoir à remplir : on s'abstiendra de ces moyens locaux, tels que l'eau froide, le massage, qui paraissent jouer le plus mauvais rôle dans ces circonstances. Si les douleurs prennent une acuité exceptionnelle dans un siège déterminé sans qu'il y ait encore aucun gonflement, on les combattra par l'emploi de l'opium, les injections de morphine ; et s'il survient un gonflement, celui-ci indique le retentissement de l'ostéomyélite du côté des parties molles.

Doit-on recourir à la méthode antiphlogistique ? Celle-ci a ses partisans et ses adversaires : sans doute, si l'on pouvait prévoir qu'une détente suivrait l'emploi des émissions sanguines locales, on devrait y recourir en toute hâte.

Je viens d'avoir sous les yeux à l'hôpital un garçon de onze ans : il est entré à l'hôpital le 12 février, il y est depuis deux jours, le gonflement existe à peine, il est circonférenciel, autour de l'extrémité inférieure du fémur, il n'y a pas d'épanchement du genou ; il existe des douleurs spontanées et une douleur très vive à la pression, au tiers inférieur du corps du fémur ; l'épiphyse est aussi sensible à la pression. L'enfant est fort et vigoureux. L'immobilité, une application de sangsues, l'ont soulagé ; puis il a guéri en conservant un peu d'hypérostose du fémur.

On dira que je n'ai eu que des présomptions ; je l'accorde et je ne puis apporter une plus grande rigueur à l'énoncé de ce fait. Aussi suis-je conduit à penser qu'on ne peut fonder aucune espérance sur le succès de la méthode antiphlogistique, lorsque la maladie est bien confirmée. Dès la période initiale du gonflement, c'est à l'incision qu'on doit recourir ; comme l'exprimait le professeur Verneuil dans une discussion de la Société de chirurgie, l'incision est la meilleure application de sangsues. N'opère-t-on pas, en effet, un débridement, une véritable saignée locale ? L'existence d'un abcès sous-périostique n'est nullement la condition de l'incision.

Qu'on ne s'y trompe pas, d'ailleurs, quelque hâte que l'on mette à inciser, on recevra ample satisfaction ; si l'on a choisi en effet la place opportune, on trouvera presque toujours un abcès méconnu ; j'en rapporte quelques exemples, comme aussi je m'accuse d'avoir quelquefois différé d'un jour, au détriment du malade, une incision urgente. Ainsi l'incision précoce, hâtive, est la grande règle à laquelle on ne doit pas faillir. Je la crois insuffisante pour le plus grand nombre de cas ; j'oserais même dire pour tous les cas, si elle n'avait pas pour elle la faveur de quelques succès, et si, d'autre part, il n'existait pas quelques exemples de guérison d'abcès sous-périostiques abandonnés aux seules ressources de la nature. Mais il faut le dire, ces cas sont de très heureuses exceptions, et il convient d'ajouter que, pour la plupart d'entre eux, la guérison n'est survenue qu'après l'élimination de séquestres plus ou moins volumineux, dans un laps de temps qui a quelquefois dépassé plusieurs années. Il s'est offert cette année, à mon observation, un exemple de cette nature.

J'ai enlevé, le 12 avril 1878, un séquestre de dix centimètres de longueur, comprenant toute l'épaisseur de la diaphyse du tibia, chez un enfant qui avait été atteint d'ostéomyélite dix-huit mois auparavant, et chez lequel on avait laissé s'ouvrir, en plusieurs endroits, un vaste abcès sous-périostique. La santé de l'enfant plusieurs fois compromise dans ce long intervalle avait repris le dessus à l'époque où je dus intervenir.

A plus forte raison, la présence bien établie de l'abcès sous-périostique impose-t-elle l'obligation de l'inciser. Ce serait le moment d'indiquer quelques règles générales sur le lieu où il est préférable de pratiquer les incisions et sur la nécessité où l'on est le plus souvent de leur adjoindre le drainage, l'une des ressources les plus utiles en pareil cas. Mais comme dans ma pensée l'incision est un acte insuffisant, que quelques rares succès ne permettent pas d'ériger en méthode curative, son but devient tout autre. Elle doit être pratiquée en vue de faciliter le débridement de l'os.

En effet, la seule méthode dont l'opportunité et les indications soient indéniables est la trépanation : donner par l'ouverture du trépan une issue au pus que contient l'os, est une conduite comparable à celle qui se tient en chirurgie toutes les fois qu'il existe quelque part une collection menaçante. En cela, d'ailleurs, on ne fait qu'imiter la nature qui prépare l'issue des liquides par l'agrandissement des canaux de l'os ; mais cette préparation, exécutée incomplètement et avec trop de lenteur, favorise les effets septiques de l'ostéomyélite sur l'économie entière. Le trépan étant dans l'espèce l'acte le plus simple et le plus inoffensif, on a de la peine à concevoir qu'il ait pu tomber dans la plus entière désuétude. C'est sa réhabilitation, qu'avec des faits nouveaux je revendique aujourd'hui.

Les indications de la trépanation se posent dès le début, avant l'existence de l'abcès ou un peu plus tard, dès qu'on a reconnu sa présence. La plus formelle se trouve tout d'abord dans les formes graves, à marche suraiguë sans abcès sous-périostique reconnaissable encore, où on ne découvre qu'un gonflement diffus ou en manchon, siégeant à la partie inférieure ou supérieure du membre. L'exploration attentive et point par point de l'os réveille déjà dans les parties non envahies une sensibilité qui se transforme en une douleur excessive dans la région gonflée ; on peut même trouver dans

cette région une zone où la douleur est encore plus violente ;
cette zone est voisine de l'épiphyse, elle occupe l'encoche
qui l'unit à elle. La trépanation, dans cette région, sera heureuse d'habitude. Je me suis trouvé en présence de plusieurs
cas semblables, et j'ai obtenu du pus par une petite perforation de l'os (obs. VIII, p. 117).

Lorsqu'on a incisé un abcès sous-périostique, convient-il de
pratiquer un trépan supplémentaire ?

Tels sont les cas que l'on a sous les yeux d'habitude, soit
que l'on n'ait été appelé que tardivement, ou que l'on ait hésité
à inciser hâtivement, par des motifs légitimes d'ailleurs, tirés
de l'obscurité du diagnostic ou de la résistance des parents.
Ces cas étant les plus nombreux demandent à être classés en
catégories.

Prenons le groupe le plus simple, dégagé de toutes complications, celui qui renfermerait presque tous les cas, si l'on
était bien fixé dès le début sur la nature de l'affection.

L'incision de l'abcès permet de constater que le décollement
est limité à quelques centimètres de la longueur de la diaphyse, qu'il ne comprend qu'une partie ou la totalité de la
circonférence de l'os, qu'il a dans ses contours pour limites
un bourrelet complet ou incomplet, au delà duquel l'os
n'a qu'une sensibilité médiocre à la pression et ne présente
qu'un léger empâtement à sa surface. La trépanation est
la conduite à tenir la plus légitime, surtout si l'os a un certain volume, fémur, tibia, humérus ; comme chez mon
malade (obs. I, p. 99), elle sera probablement suivie d'une
prompte guérison. Les os d'un moindre volume, comme le
péroné, le radius, sont passibles du même procédé ; toutefois, l'ostéomyélite trouvant dans ces os un tissu compacte
moins épais qui se raréfie plus promptement, l'évacuation
spontanée du pus se fait plus facilement, et cela explique
les guérisons plus communes sur eux. Je cite plusieurs observations où, sans autant de désordres, l'élimination d'une
ou plusieurs esquilles accompagne en général ces guérisons
qui se font tardivement, et sont généralement suivies de
poussées secondaires.

Dans une autre catégorie se placent les faits comprenant les
vastes collections étendues à une grande longueur de la dia-

physe, sans complications articulaires. Les indications de la trépanation sont encore plus décisives, et l'on devra ouvrir la diaphyse en plusieurs points ; l'issue du pus est certaine. Sera-t-on pour cela assuré d'enrayer la marche de l'affection ? Non, sans doute, mais on aura accru le nombre des chances favorables, et si le lendemain ne confirme pas les espérances de la veille, on aura, comme avant, la ressource peu souriante de l'adoption d'un grand parti à tenter.

Enfin un troisième groupe comprend les ostéomyélites avec abcès sous-périostique et suppuration de l'articulation voisine. Ce sont les plus graves de tous les faits. Incontestablement, la trépanation de l'os est aussi urgente que précédemment ; mais que pourrait-elle contre les désordres articulaires ? Rien, absolument rien. Aussi ne doit-elle être mise en cause que dans l'éventualité où l'on ne déciderait pas l'amputation au delà des désordres. Si le sacrifice du membre n'est pas résolu, la trépanation viendra en aide aux incisions articulaires et aux autres moyens qu'impose le traitement en pareil cas. Mais il faut le reconnaître, l'amputation a été jusqu'ici la pratique adoptée, et elle paraît de prime abord le moyen le plus rationnel. Pourtant, je n'accéderais pas d'emblée à la résolution d'un semblable parti, et avant d'y recourir chez de jeunes sujets, je chercherais encore la conservation du membre.

Le premier point sur lequel il importe d'être éclairé est relatif à la nature de l'épanchement articulaire. Lorsqu'on assiste, en effet, à l'évolution du phénomène, on voit une articulation se prendre brusquement de la veille au lendemain. Une ponction exploratrice doit être immédiatement pratiquée ; retire-t-on un liquide purulent ou simplement louche et riche en globules de pus, sans retard on doit procéder à l'ouverture de l'articulation dans les lieux les plus favorables, et à son drainage. Au préalable la trépanation de l'os a été exécutée. Dès ce moment on a résolu la question des indications pressantes, sans exposer, plus qu'il ne l'était, l'état du membre. Mais aura-t-on accompli œuvre suffisante ? La suite seule peut l'apprendre, et l'on doit se tenir prêt à une nouvelle intervention, si l'on n'obtient pas des effets décisifs.

J'ai en ce moment sous les yeux un enfant de huit ans et demi (obs. VII, p. 112), que j'ai reçu dans mon service dans des conditions déplorables qui m'ont imposé cette conduite, dont je ne désespère pas, malgré la multiplicité des désordres; l'affection occupe le tibia droit, le genou est pris, et communique avec un vaste foyer qui remonte au delà du tiers supérieur de la cuisse; en plus, il existe une ostéomyélite du radius gauche, de l'extrémité inférieure du péroné gauche, et un abcès sous-deltoïdien, peut-être osseux, du bras droit. Les quatre membres sont pris, en un mot.

Devais-je désarticuler la hanche droite, ou amputer la cuisse au tiers supérieur, au milieu de tous ces désordres, et dans un état général des plus mauvais? Je crois que j'eusse immédiatement exposé la vie de cet enfant. J'ai couru au plus pressé, le tibia droit a été trépané en quatre points, et les quatre ouvertures ont donné du pus dès qu'elles ont été faites; le genou et le foyer de la cuisse ont été incisés et drainés. L'enfant a succombé plus tard.

Au surplus, avant de recourir à l'amputation du membre, ne devrait-on pas suivre pour certaines articulations la conduite qu'a tenue Ollier dans un cas pareil? Il s'agissait d'une ostéomyélite de l'extrémité inférieure du tibia, avec complication d'arthrite tibio-tarsienne; Ollier réséqua la partie inférieure de l'os, et le malade guérit avec une reproduction assez convenable. Je crois, en effet, que pour certaines régions, au cou-de-pied, au coude, au poignet et à l'épaule même, ce dernier parti peut être mis en parallèle avec l'amputation.

Telles sont les indications de la trépanation, dont il me reste à donner les règles opératoires : l'affection ayant une origine constante à l'une des extrémités des diaphyses, c'est en ce point que les désordres sont le plus accusés; au début comme plus tard, c'est en ce point qu'est un premier lieu d'élection. Mais une simple ouverture sera le plus souvent insuffisante; elle le sera toujours, si le décollement du périoste, ou l'abcès sous-périostique, s'étend sur une certaine longueur de la diaphyse; d'où la nécessité d'en pratiquer une seconde. Cette seconde ouverture est d'autant plus nécessaire, que chez les jeunes sujets le canal médullaire n'atteint pas les épiphyses; par suite la première ouverture du lieu d'élection ne saurait y pénétrer; elle n'en sera pas moins utile et évacuatrice, car le pus existe dans cette région spongieuse, probablement avant d'apparaître dans le canal médullaire. La seconde trépanation devra prendre la direction de ce canal toujours placé au centre du cylindre.

Une seule incision suffit pour pratiquer ces deux trépanations que je place d'habitude à un pouce l'une de l'autre. Mais s'il existait un vaste décollement du périoste, je crois utile de faire une seconde petite incision à la partie la plus inférieure du décollement, et de pratiquer à ce niveau un troisième trépan.

Ainsi les incisions des abcès sous-périostiques doivent être combinées de manière à faciliter la trépanation, et comme ce sont les extrémités des diaphyses qui sont atteintes, elles devront être placées en regard de ces extrémités, et on choisira de préférence les espaces musculaires ou aponévrotiques.

Est-il nécessaire d'attendre que l'abcès sous-périostique soit formé pour appliquer le trépan? Non, sans doute, et l'on peut même assurer que la trépanation sera d'autant plus efficace qu'on y aura recours plus promptement. Ainsi, lorsqu'au milieu de phénomènes généraux et récents, avec engorgement diffus ou en manchon, autour de l'extrémité diaphysaire d'un os, on découvre, par la pression sur l'os, une zone d'une douleur excessive, zone voisine de l'épiphyse, il convient, sans plus attendre, d'inciser les parties molles qui la recouvrent, et de trépaner l'os à ce niveau.

On ne doit pas se laisser arrêter par l'état parfaitement sain du périoste, car le retentissement de l'ostéomyélite sur cette membrane peut ne pas avoir eu lieu encore (obs. VIII, p. 117).

Au surplus, chaque os présente à ses extrémités une région où l'on arrive sur lui par une voie plus facile, que l'on doit suivre. Ainsi, l'extrémité supérieure du fémur est très aisément accessible en dehors au-dessous du grand trochanter; son extrémité inférieure l'est également en dehors, au-dessus du tendon du biceps, ou en dedans en suivant la direction du grand adducteur au-dessous de l'anneau vasculaire ; le tibia est un des os le plus favorablement placés ; chaque os, en un mot, offre sur le trajet de ses extrémités une direction qu'il convient d'adopter.

Depuis l'époque où l'analyse attentive des faits qui ont passé sous mes yeux a fixé mon opinion sur ce sujet, j'ai recouru à la trépanation chez huit malades, les seuls qui se soient offerts à mon observation. Elle a porté deux fois sur le fémur à chacune de ses extrémités, quatre fois sur le tibia, une fois sur le péroné, une fois sur l'épine de l'omoplate ; dans chacun de ces exemples, il est sorti du pus par les perforations établies. Sur le premier malade, il n'existait pas encore d'abcès sous-périostique, mais on réveillait, par la pression du fémur au-dessous du grand trochanter, une douleur excessive, atroce, assez vive encore dans le tiers supérieur de cet os, et s'affaiblissant pour disparaître plus bas ; la première perforation pénétra dans le tissu spongieux de l'os, il s'écoula du pus ; j'en fis une seconde, un pouce plus bas, dans le canal médullaire, l'écoulement fut encore plus abondant. L'état du malade changea complètement, et la détente parut tenir du prodige. Mais l'abcès sous-périostique que je n'avais pas découvert le premier jour, bien que je l'eusse soupçonné, existait pourtant, il occupait la partie profonde de la cuisse, au centre des adducteurs. Je dus l'ouvrir plus tard, et telle fut la cause de la mort de mon malade ; il succomba, presque en ma présence, à une hémorrhagie qui se reproduisait pour la troisième fois et qui m'obligea à lui désarticuler la hanche (obs. VIII, p. 117).

Chez mon second malade, j'ai trépané l'extrémité inférieure du fémur, au septième jour du début de la maladie, en allant sur l'os par la région externe de la cuisse ; il existait chez lui un épanchement médiocre du genou. Le trépan pénétra à l'extrémité la plus inférieure du canal médullaire, et l'écoulement du pus fut tellement abondant, que je dus agrandir l'orifice osseux ; la guérison fut rapide (obs. I, p. 99).

Les six autres trépanations ont porté sur le tibia quatre fois, sur le péroné une fois, sur l'omoplate une fois : sur les quatre sujets dont le tibia a été ouvert, deux sont morts ; l'un (obs. VII) avait, au moment de la trépanation, des ostéomyélites sur le péroné et l'humérus ; l'autre (obs. VI) présentait une infiltration purulente de tout le tibia. Deux malades ont guéri (obs. IV et V), et sur l'un d'eux j'ai pratiqué trois ouvertures sur le tibia ; l'une d'elles est séparée de la plus éloignée par un intervalle de quinze centimètres. Les deux sujets qui ont subi la trépanation du péroné et de l'omoplate ont également guéri. En tout, cinq guérisons, trois morts.

En résumant ce long exposé, je dirai que, dans la première phase de l'ostéomyélite, la trépanation de l'os constitue, au moins pour les os volumineux comme le tibia et le fémur, la seule thérapeutique rationnelle.

Tout échec, par extension des phénomènes locaux, ou par l'aggravation de l'état général, n'exclut pas d'ailleurs l'adoption d'un autre parti. Quand Chassaignac fit paraître son œuvre sur la question, il établit une règle impérieuse dont la formule ne donnait prise à aucune équivoque : « L'amputation « doit être faite aussitôt que le diagnostic est certain, le lieu « d'élection est la première articulation saine au-dessus de « l'os malade. »

Mes conclusions sur la trépanation me dispensent de plus amples commentaires qui prolongeraient la discussion.

Je suis d'ailleurs convaincu que, pour un certain nombre de faits, on n'évitera pas la pénible nécessité de recourir à une mutilation utile, nécessaire à la conservation de la vie. A ce point de vue le résultat d'un certain nombre d'amputations faites par différents chirurgiens me paraît avoir un intérêt pratique. Le relevé de mes observations donne douze cas d'amputation, dont neuf dans la continuité des os, ainsi classés : sept à la cuisse, deux à la jambe. Sur les sept de la cuisse, quatre à gauche et trois à droite, une seule a été sous-trochantérienne ; les autres ont été pratiquées dans la partie moyenne ou la partie inférieure.

Sur ces sept amputations, on a amputé trois fois pendant la suppuration dans le premier mois, pour des lésions de l'extrémité inférieure du fémur ; les trois sujets sont morts ; les quatre autres amputations de cuisse ont été pratiquées pour des ostéomyélites du tibia avec arthrite suppurée du genou correspondant ; trois fois l'amputation fut pratiquée à une époque tardive ; de ces trois malades, un guérit ; le second a probablement guéri ; du troisième il n'est plus parlé ; enfin, la quatrième amputation a été faite huit jours après le début, en pleine suppuration ; l'enfant guérit, mais il succomba à une atteinte de variole deux mois plus tard. Des deux amputés de jambe, en pleine suppuration, pour une lésion de l'extrémité inférieure du tibia et du calcanéum, l'un a guéri, l'autre est mort.

Il ressort de ces quelques faits qui ne sont nullement comparables, que l'amputation a beaucoup plus de chances de succès à une période tardive qu'au début : résultat facile à prévoir d'ailleurs. Enfin, j'ai relevé trois faits de désarticulation, deux de la hanche, et un de l'épaule.

La désarticulation de la hanche fut pratiquée par Chassaignac, pour une ostéomyélite datant de six mois ; le redressement du membre ayant occasionné une poussée nouvelle extrêmement intense, Chassaignac désarticula ; l'enfant mourut deux jours après.

J'ai dû aussi désarticuler la hanche pour me rendre maître d'une hémorrhagie foudroyante ; l'enfant est mort deux heures après.

Enfin, une désarticulation de l'épaule a guéri ; elle a été pratiquée par Chassaignac, en pleine suppuration, quinze jours après le début, dix jours après l'incision de l'abcès sous-périostique qui occupait l'extrémité inférieure de l'humérus ; l'épaule était saine.

Résection. — Un certain nombre de faits heureux récemment publiés tendent à introduire dans la pratique la résection précoce des diaphyses osseuses.

Cette méthode, ayant des indications tout à fait spéciales, ne saurait être mise en parallèle avec la trépanation ou l'amputation ; mais avant de la définir cliniquement, retraçons en peu de mots l'origine du procédé.

Sans vouloir le faire remonter à la période des premières résections, il est cependant exact de dire que depuis longtemps la résection des extrémités ou du corps des os longs avait été conseillée et mise à exécution en vue de parer aux suites de l'ostéomyélite. A ce point de vue, un certain intérêt s'attache aux résections sous-périostées de Larghi, Borelli, Creus y Manso de Grenade, Meyer de Wurtzbourg, Ollier, etc...

Les résultats obtenus étaient pleins d'encouragement ; mais on n'avait pas encore compris la nécessité d'y recourir dans la première phase de l'ostéomyélite. On s'accorde à attribuer ce mérite à Holmes. Voici un résumé de son observation :

Un enfant de dix ans fut pris, le 15 mars 1865, sans cause connue, d'une douleur dans le cou-de-pied gauche, suivie d'un gonflement de la jambe. Le 20, on ouvre une collection purulente. Il vient à l'hôpital le 5 avril; on fait une nouvelle incision sur le tibia, et on constate les jours suivants, après l'avoir endormi, que le tibia est dénudé en haut, en bas, et en arrière, dans tous les points que le doigt peut atteindre ; on reste dans le doute pour la région inter-osseuse et pour les limites supérieures et inférieures de décollement; on conclut que la diaphyse entière est isolée.

Le 15 avril on enlève sept pouces un tiers de diaphyse, en réséquant en haut et en bas, et en décollant le périoste à la face postérieure, à l'aide d'une sonde cannelée. L'enfant guérit avec un pouce et demi de raccourcissement et une raideur du genou, comme s'il y avait eu ankylose fibreuse ; la tête du péroné était très saillante en haut, d'où l'on conclut que des abcès superficiels qui s'étaient produits pendant l'immobilisation avaient altéré l'articulation péronéo-tibiale supérieure et empêché le péroné de remplir le rôle d'appui sur lequel on comptait pour empêcher le raccourcissement.

La conduite de Holmes a été imitée successivement par Letenneur de Nantes, Giraldès, Perrier, Le Fort, Duplay ; et dans ces mains habiles elle n'a eu que des succès à compter. Les malades ont guéri avec reproduction osseuse très propre à remplacer l'os sain ; j'en excepte toutefois le malade de Letenneur, où la reproduction du tibia n'a pas été complète.

Des résultats aussi encourageants méritent de fixer l'attention; ils ont été obtenus, à part celui de Le Fort qui s'adressait à la clavicule, dans les ostéomyélites du tibia et du péroné, c'est-à-dire dans les os les plus favorablement placés pour la résection. C'est là, déjà, un premier argument qui amoindrit considérablement le champ d'application de la méthode ; le fémur, un des os les plus exposés, l'humérus, paraissent y échapper entièrement, et elle est encore à sa période d'essai pour les os de l'avant-bras. Au surplus, de l'aveu des chirurgiens qui la protègent, ses avantages n'apparaissent que dans certaines circonstances qui méritent d'être sérieusement pesées. Il ne saurait être question de résection au début, jusqu'à la formation de l'abcès sous-périostique ; elle n'a de raison d'être adoptée, qu'en présence d'une dénudation de la totalité ou d'une partie d'une diaphyse. Et encore ne trouve-t-elle son opportunité que lorsque les phénomènes généraux font craindre une issue funeste. Elle se présente alors comme un moyen radical qui supprime une source d'empoisonnement pour l'économie, et substitue une suppuration limitée, à une autre d'une durée que l'on croit interminable. Ainsi, pour répondre à une indication positive de la résection, il faut attendre que l'affection se soit limitée, et qu'elle menace d'épuiser l'économie. Mais, sur ces entrefaites, ne s'expose-t-on pas à voir se reproduire des complications articulaires ou générales qui légitimeront d'une manière bien autrement puissante la nécessité d'un nouveau parti. D'autre part, en faisant une résection précoce ne s'expose-t-on pas à une entreprise inutile? La dénudation d'un os n'implique nullement une nécrose ultérieure de la partie dénudée, et lorsque les progrès de l'affection sont bornés, que l'ostéomyélite est bien circonscrite, n'est-on pas dans les conditions les plus favorables pour obtenir une guérison spontanée? Ces considérations restreignent notablement les avantages des résections diaphysaires, et ils ont été jugés à leur véritable valeur par M. Verneuil dans ses commentaires sur l'observation de Holmes, par M. Gosselin dans son récent article (*loc. cit.*). Il restera, en effet, toujours un doute sur ce qui fût advenu si on n'eût pas réséqué.

On ne saurait néanmoins refuser aux faits précédents une légitime importance; ils établissent sans conteste que la résection fournit une ressource précieuse à utiliser dans l'ostéomyélite diaphysaire, où l'état général des sujets s'épuise promptement par l'abondance de la suppuration. Elle est alors la méthode opportune, pleine de sécurité, par le témoignage des succès qu'elle a donnés, et par la constante régénération dont elle a été suivie.

CHAPITRE HUITIÈME

L'ostéomyélite affecte beaucoup moins souvent les os courts et plats que les os longs; dans un certain nombre d'exemples même les deux premières espèces d'os ne sont que secondairement atteintes. Il eût donc suffi de mentionner ces poussées à côté des autres complications, si d'autre part l'existence primitive et isolée de l'ostéomyélite des os courts et plats ne se montrait pas avec des caractères qui la font souvent méconnaître, et dont la gravité ne le cède en rien à celle des os longs.

Cette étude est donc une nécessité, mais elle sera singulièrement abrégée par suite de l'étendue donnée à la première.

1° *Os courts*. — Le calcanéum, la rotule, les corps vertébraux, sont les seuls os courts dont j'ai retrouvé quelques exemples. Le calcanéum a été atteint quatre fois, la rotule deux fois. Enfin les bulletins de la Société anatomique renferment une observation fort écourtée de Duguet qui mentionne une vaste collection ayant pour origine les corps vertébraux.

J'ai eu sous les yeux, au mois de décembre 1877, un cas type d'ostéomyélite du corps de la seconde vertèbre lombaire. J'en donne l'observation appuyée par les dessins pris au moment de l'autopsie. Le diagnostic en avait été posé dès le premier jour, et je crois qu'après avoir éveillé l'attention sur ce dernier siège, il se produira de nouveaux faits qui montreront que telle est probablement une des origines du mal de Pott (Voy. obs. XXI, p. 155).

Je crois inutile de parler des lésions anatomiques qui sont identiques à celles des os longs et dont on trouvera un exposé dans l'observation qui a trait à la colonne vertébrale. Mais il est un point qui est plus spécial aux os courts qu'aux os longs.

Chez les premiers l'affection se propage avec la plus grande rapidité aux articulations de ces os avec leurs voisins. Il en est ainsi, du moins, dans toutes les observations, sauf celle de Bœckel (Ostéomyélite de la rotule), où le genou a été respecté, malgré les plus vives appréhensions que l'on a eues de le voir affecté.

Les influences traumatiques paraissent seules devoir être invoquées comme causes de l'affection, et l'on retrouve dans chaque fait l'intervention d'un coup, d'une blessure, le plus ordinairement sans contusion apparente. Une douleur plus ou moins vive est ressentie au moment de l'accident, elle disparaît d'habitude pendant un ou plusieurs jours, puis elle reparaît en prenant une intensité nouvelle, elle se montre sous la forme de douleurs aiguës, spontanées ou réveillées par le mouvement, le toucher. A ces douleurs qui ne tardent pas à prendre une violence excessive, qui privent les malades de leur sommeil, se joignent bientôt des phénomènes généraux intenses, d'une forme qui traduit promptement la gravité du mal.

De nouveaux symptômes locaux, un engorgement avec œdème diffus, apparaissent et ne précèdent que de très peu d'heures le moment de la suppuration : celle-ci se collecte sous le périoste.

Comme les os courts sont enclavés, unis entre eux par de nombreuses articulations, les jointures se prennent à leur tour, et suppurent promptement. On voit aussi les gaînes tendineuses voisines participer au même travail de suppuration et propager au loin les désordres. Enfin des complications vasculaires, des phlébites, viennent souvent s'y joindre.

La lecture de l'observation XXI montre qu'à peu de jours du début un réseau veineux et dilaté existait sous la peau de la région lombaire. Ce caractère joint à un état général des plus mauvais me fit soupçonner la lésion de la colonne vertébrale.

Comme sur les os longs, les complications pyohémiques se déclareront avec rapidité si l'action chirurgicale n'a pas lieu avec hâte.

On comprend toutes les difficultés du diagnostic d'une

affection sur laquelle l'attention n'est pas arrêtée d'ordinaire.
Même avant l'existence de l'abcès sous-périodique, en se fon-
dant sur l'acuité des phénomènes locaux, sur leur caractère
franchement phlegmoneux qui éloigne toute idée de rhumatisme, et par la possibilité de les rattacher au squelette, on
aurait déjà des doutes que la violence des phénomènes généraux transformera en légitimes présomptions.

Le diagnostic de l'abcès sous-périostique est facile, mais il
importe de se renseigner sur l'existence de complications à
craindre.

Les articulations voisines sont-elles ou non le siège d'une
arthrite suppurée? Solution difficile à donner dans certains cas.

Pour la rotule, les signes de l'arthrite du genou seront assez aisément retrouvés; mais plus difficiles sont ceux des arthrites sous-astragaliennes et même tibio-tarsiennes, dans
l'ostéomyélite du calcanéum. La plus grande attention devra
suivre la recherche de ces complications.

Les principes qui doivent conduire la thérapeutique sont
ceux que j'ai longuement discutés à propos de l'ostéomyélite
des os longs. L'incision hâtive, précoce, à la période de
l'abcès sous-périostique, a toujours été insuffisante : elle per
mit pourtant à Bœckel d'extraire la rotule séquestrée dans sa
coque cartilagineuse.

La trépanation serait, je crois, aussi impuissante, et en définitive, la résection ou l'amputation restent comme dernières
ressources.

On s'adressera tout d'abord à la résection, s'il n'existe pas
de contre-indication dans les parties voisines, en se rappelant
que les complications sont d'autant mieux évitées que l'intervention aura été plus prompte.

2° *Os plats*. — Les os larges faisant parois des différentes cavités ne sont pas à l'abri de l'ostéomyélite ; elle les frappe beaucoup moins souvent que les os longs, mais plus fréquemment
que les os courts. Le maxillaire inférieur paraît le plus exposé
d'après les faits que j'ai relevés. Une fois il a été pris seul,
deux fois en même temps que d'autres os, le fémur, le tibia.
L'os iliaque a été atteint une fois, le scapulum deux fois.

Mais ce sont principalement les os du crâne qui ont ce triste
privilège, et il faut reconnaître que le plus souvent elle y est

méconnue ; pour mon compte, j'ai eu sous les yeux un abcès sous-périostique de la fosse temporale, promptement suivi de mort, qui ne pouvait s'expliquer que par cette origine.

L'erreur est d'autant plus grave, que les phénomènes de l'extérieur du crâne se répercutant à l'intérieur amènent des accidents promptement mortels, dont on ne saurait se rendre maître que par une intervention prompte, à la fois extérieure et intérieure.

Au crâne, les os atteints ont été le frontal gauche (Chippault) (1), le frontal droit (Crampton) (2); le rocher une fois (Lépine) (3).

Aucune circonstance extérieure différente de celles que nous avons données pour l'ostéomyélite des os longs n'a été indiquée par les auteurs. Une seule fois pour le crâne, un enfant âgé de quatorze ans avait eu la rougeole quelque temps auparavant.

Les lésions anatomiques pour le crâne méritent de nous arrêter, afin de fixer la conduite chirurgicale à tenir.

Dans l'observation de Chippault, la moitié du frontal était séparée du périoste par une nappe de pus ; un décollement, ayant presque entièrement les mêmes limites, existait à sa face interne, où le pus formait une masse verdâtre, épaisse et concrète ; à la surface de l'os, on remarquait d'assez gros orifices irréguliers qui donnaient un aspect criblé à la lame interne du frontal. Enfin dans l'os, entre les lames, existait aussi du pus que l'on faisait sourdre en gouttelettes par les orifices signalés, ou qu'on enlevait par le raclage. Le cerveau, en regard de ces lésions, n'offrait pas d'altérations ; mais la surface arachnoïdienne de la dure-mère décollée était épaissie, et recouverte de concrétions purulentes faciles à séparer d'elle. Les lésions étaient bornées aux méninges.

De même, dans l'observation de Crampton, il existait une couche de pus sous le périoste de la région antérieure du frontal, descendant sur la paroi supérieure de l'orbite, et vers la région temporale. La dure-mère était décollée dans une étendue un peu moins grande et une lymphe purulente la recouvrait ; le cerveau était congestionné.

(1) *Bulletin de la Société anatomique*, 1863.
(2) Crampton, *On periostitis* (*Dublin hospital reports*, t. II).
(3) Lépine, *Bulletin de la Société anatomique*, 1869, p. 34.

Pour le maxillaire et pour les autres os, les lésions sont comparables. Il est à remarquer que la lésion du maxillaire inférieur est presque toujours unilatérale. Par contre, les lésions du scapulum se sont compliquées deux fois de lésions de l'épaule ; dans l'observation que je rapporte (obs. III, p. 103), le scapulum seul a été atteint. De même dans l'observation de l'os iliaque, il y a eu de la sacro-coxalgie (obs. XXII, p. 163).

Les symptômes locaux sont généralement les premiers ; mais ils sont promptement suivis de phénomènes généraux graves qui présentent au crâne quelques particularités importantes à connaître.

Les premiers, les phénomènes locaux, consistent dans un gonflement circonscrit tout d'abord, sans changement de couleur à la peau ; puis le gonflement s'étale et devient promptement fluctuant ; si l'abcès siège au voisinage des paupières, un œdème plus ou moins étendu l'accompagne ; et quelquefois une rougeur diffuse colore légèrement la peau. Une fièvre intense, avec agitation et délire, existe dès le début, et le malade présente en même temps un aspect hagard, typhoïde. Les sujets accusent un mal de tête très violent, ou ils ont une ou plusieurs attaques de convulsions, et ils tombent ensuite dans la somnolence et le coma. Quelquefois une ou plusieurs épistaxis, de la surdité, accompagnent les accidents et indiquent l'étendue des désordres et le siège des altérations.

Les malades ne tardent pas à succomber à la violence de ces accidents, ou à des complications pyohémiques.

En ouvrant les abcès extérieurs, on constate une dénudation plus ou moins complète de l'os, avec une résonnance sèche comparable à celle de la nécrose.

Quelquefois les abcès se vident spontanémemt dans une cavité naturelle comme les fosses nasales (obs. de Crampton).

On comprend les difficultés du diagnostic, quand l'affection occupe un des os de la base du crâne.

Il n'en est pas de même si son siège est l'une des régions accessibles ; la rapidité de son extension, l'intensité des phénomènes généraux, sont autant de motifs qui doivent faire penser à une affection des plus graves. On doit concentrer son examen sur le gonflement extérieur, et ne pas oublier que lorsque le décollement du périoste externe se produit, un décollement parallèle se produit sur le périoste interne. A l'abcès sous-périostique extérieur correspond en un mot un abcès intra-crânien sous la dure-mère.

Au crâne l'affection n'a eu d'autre terminaison qu'une mort promptement survenue.

Telle n'est pas l'issue constante de l'ostéomyélite des autres os plats. Pourtant, à l'exception de l'exemple que j'ai encore sous les yeux d'une ostéomyélite du maxillaire inférieur, terminée par une vaste nécrose et d'une autre de l'omoplate (obs. III, p. 103), tous les faits que j'ai relevés ont eu un fatal dénouement, mais je reste convaincu que certains cas mal interprétés ont eu une terminaison plus favorable.

Il serait inutile de rappeler encore une fois les règles du traitement, si l'indication que je préconise pour les os longs ne s'imposait pas au crâne avec un caractère d'urgence encore plus grand que pour eux.

La trépanation seule peut donner issue à la collection intra-crânienne, et elle me paraît indiquée dès le moment où l'abcès sous-périostique a été reconnu. Aucune erreur n'est d'ailleurs possible, car les faits attestent que les deux collections, nées d'une même origine, sont en regard l'une de l'autre.

OBSERVATIONS [1]

Résumé. — Garçon, neuf ans, ayant joui d'une très bonne santé. Le lundi 7 janvier 1878, il reçoit un coup de pied sur la cuisse gauche, d'un de ses camarades. Pris de douleurs et de claudication immédiatement après, il est obligé de garder le lit. Il entre à l'hôpital le 11 janvier. Le 12, on constate un gonflement considérable des deux tiers inférieurs de la cuisse avec rénitence profonde ; pas d'épanchement dans le genou. État général grave. L'exploration du fémur par la pression réveille des douleurs très vives. Je décide la trépanation au lieu d'élection indiqué par la douleur, et persuadé d'ailleurs qu'il existe un abcès sous-périostique du côté du creux poplité, que je n'ai pas découvert. Incision sur la cuisse, de huit centimètres au côté externe, à partir du condyle externe. J'ouvre en arrivant sur l'os une collection sous-périostique placée en arrière ; je fais ensuite la trépanation à l'union de la diaphyse avec l'épiphyse ; il sort de l'os du pus en abondance. — L'état général, à la suite de cette opération, est resté quelques jours assez mauvais ; l'état local est tombé assez vite. — A partir du 20 janvier, la marche vers la guérison s'accentue. Il reste un trajet fistuleux, qui ne s'est définitivement fermé que le 15 mai. Quand j'ai renvoyé cet enfant le 23 mai, il n'y avait plus de sensibilité de l'os, mais il présentait une hypérostose du condyle externe. — Il n'y a pas eu issue d'esquilles.

Observation. —Meunier (Louis-Anicet), âgé de neuf ans, salle Napoléon, n° 32, entré à l'hôpital Sainte-Eugénie le 11 janvier 1878.

Parents bien portants ; ils ont eu trois enfants, dont l'un est mort à un an, de convulsions ; les deux autres vivent ; l'une est une petite fille de vingt mois, bien portante ; le troisième, l'enfant qui entre à l'hôpital, est âgé de neuf ans ; il n'a eu qu'une fluxion de poitrine à trois ans, et n'a pas eu les maladies ordinaires de l'enfance. Il ne s'est jamais plaint de douleurs d'aucune sorte. Il habite un logement suffisant et sain. Cet enfant a bonne apparence, ne porte pas trace de glandes : pas de cicatrices; il va à l'école; il ne s'était pas fatigué ces jours derniers.

12 janvier. — L'enfant jouait et marchait jusqu'à lundi dernier, 7 janvier ; ce jour-là, il va faire une commission, et, dans l'escalier, reçoit un coup de pied d'un camarade. Il est obligé de s'asseoir, et descend l'escalier assis :

---

(1) La longueur de la plupart de ces observations m'a décidé à mettre en tête de chacune d'elles un résumé succinct des points les plus saillants.

il peut aller faire sa commission, rentre chez lui, se met au lit, et y est resté depuis.

État actuel. — En découvrant l'enfant, je suis aussitôt frappé par le gonflement de toute la cuisse gauche depuis le genou inclusivement jusqu'à la racine de la cuisse, qui est déprimée.

Le gonflement porte donc sur les deux tiers inférieurs du membre. Peau rosée en dehors, vers la partie inférieure de la cuisse, et vers le creux poplité : sur tout.le reste, elle a la couleur ordinaire. On voit s'y dessiner un réseau veineux superficiel ; la peau repose sans œdème sur un manchon dur des parties profondes.

Il y a une résistance de la part de ces parties, du reste plus grande en bas qu'en haut, au-dessus du genou qu'à la partie moyenne.

Ce gonflement dur des parties profondes est circonférenciel et diminue peu à peu, à mesure qu'on remonte vers la racine de la cuisse.

Je n'ai pu découvrir une collection purulente. J'ai porté alors mon attention sur l'os que j'ai examiné avec soin, de haut en bas.

Au niveau du grand trochanter et au-dessous de cette éminence, la douleur à la pression est nulle ; à partir de la région moyenne de la cuisse, la pression sur le squelette est très douloureuse. En bas, dans la portion de la diaphyse placée immédiatement au-dessus de l'épiphyse, on développe circonférenciellement une douleur très vive, plus vive qu'au-dessus, qui arrache à l'enfant des cris violents, répétés à chaque exploration. La pression sur les saillies de l'épiphyse du fémur est douloureuse, mais elle l'est moins qu'immédiatement au-dessus, en avant et circonférenciellement jusqu'à la partie postérieure du fémur.

On se rend bien compte des différences dans l'intensité de la douleur : le gonflement du membre comprend le creux poplité, qui est tendu, résistant. Il n'y a pas de bourrelet circonférenciel limitant le gonflement ; la jambe est à peine œdématiée.

J'ai cherché en vain une collection dans la partie inférieure de ce gonflement ; tout semble indiquer qu'elle y est, et pourtant je ne la trouve pas. La tension de toutes les parties molles empêche probablement de la trouver.

L'état général de cet enfant est grave, sa figure exprime la souffrance et l'accablement ; il a la langue sèche, les lèvres croûteuses, le sommeil très agité, délirant par moments. Pouls : 120 à 130. La température est très élevée ; le cœur paraît normal.

L'auscultation de la poitrine ne révèle que quelques râles muqueux dans la partie supérieure du poumon gauche.

Convaincu de l'existence du pus sous un décollement du périoste, probablement à la partie postérieure du fémur, en regard du creux poplité, je décide, malgré l'absence de fluctuations, que j'irai à sa recherche ; persuadé aussi que l'affection occupe l'intérieur de l'extrémité inférieure diaphysaire du fémur, en présence d'un état général grave, je décide également la trépanation de l'os.

Opération. — Je pratique au côté externe du membre une incision de 8 centimètres, partant du condyle externe. J'ai passé à travers les muscles, et suis arrivé sur l'os. Comme je le pensais j'ai trouvé du pus sous le périoste : cette membrane était tendue, sans être soulevée, et le pus allait sur la partie du fémur qui fait paroi du creux poplité ; il est sorti environ un demi-verre d'un pus sale, épais. L'extrémité inférieure du fémur était décollée circonférenciellement, peut-être dans toute son étendue ; avec mon doigt, j'en ai fait le tour, sauf en avant et en dedans. Après avoir constaté l'état de ces lésions, qui m'ont paru plus avancées sur la face postérieure qu'ailleurs, j'ai passé un drain que j'ai fait sortir au côté interne, afin de ne pas laisser de clapier dans le creux poplité. J'ai trépané l'os devant moi, de la face externe, vers le canal médullaire, à la limite inférieure de la diaphyse, au point où elle commence à se renfler : il en est sorti un flot de pus qui a coulé quelques instants. Je me suis servi d'abord d'une tréphine exploratrice, et après que le résultat a été démonstratif, j'ai eu recours à une couronne de trépan de près de un centimètre de diamètre.

13 janvier. — L'auscultation de la poitrine m'a démontré un peu de rudesse avec râles muqueux à la base du poumon droit, peut-être y a-t-il un souffle cardiaque ; le pouls est à 100, la langue humide, la peau moins chaude, la figure moins rouge qu'hier. — Le gonflement de la cuisse a diminué ; la dilatation veineuse superficielle est moindre. L'enfant a bien dormi, il ne souffre pas.

14 janvier. — Langue humide et de bonne apparence, figure meilleure, moins colorée et naturelle ; pouls, 100. Du côté de la cuisse, le gonflement est parfaitement tombé ; pas de rougeur. La douleur sur le trajet de l'os est moins vive, bien qu'elle persiste à la partie moyenne ; les veines superficielles sont moins dilatées. L'écoulement qui se fait par la plaie a bonne apparence.

15 janvier. — L'état local est excellent, la peau blanche, naturelle ; pas de rougeur, aucun gonflement profond du côté de l'os. L'articulation ne renferme pas de liquide ; pas de douleur en haut le long du fémur. L'enfant ne se plaint plus de rien. Le creux poplité est souple, ainsi que la face postérieure de la cuisse. Pouls, 100 ; figure meilleure, langue humide.

16 janvier. — L'extrémité supérieure du fémur et la moitié de cet os ne sont nullement douloureux à la pression ; la partie inférieure est un peu gonflée et douloureuse. Le genou ne contient pas de liquide. Pouls, 110. La main placée sur la région précordiale y perçoit un peu de frémissement. Les bruits du cœur sont plus sonores, plus éclatants, plus métalliques.

Vésicatoire sur la région précordiale, infusion avec 4 grammes de feuilles de digitale.

17 janvier. — Pouls, 100 ; langue humide ; l'état du membre est excellent. Il n'y a pas d'épanchement dans le genou ; l'extrémité inférieure du fémur est un peu gonflée, mais moins douloureuse.

18 janvier. — Pouls, 120. L'état de la plaie est excellent, elle est rouge et commence à bourgeonner. Nulle part, il n'y a de pus retenu. Le creux poplité se dégonfle : l'articulation du genou est tout à fait normale. La cuisse se dégonfle : pourtant il y a toujours un peu de sensibilité de la partie inférieure du fémur. Rien au cœur ; quelques râles dans la poitrine.

19 janvier. — État local excellent, ainsi que l'état général ; le drain qui traverse le creux poplité est retiré. Pouls, 90.

22 au 25 janvier. — État général excellent ; aucun phénomène nouveau, la plaie se rétrécit.

27 au 30 janvier. — Tout gonflement des parties molles a disparu ; il ne reste qu'un trajet fistuleux par lequel on arrive sur l'os dénudé, dans une étendue de un centimètre environ, au niveau du trépan. En même temps la partie du fémur qui se continue avec le condyle externe commence un léger travail d'hypérostose ; elle est insensible à la pression et à la percussion.

10 février. — L'hypérostose du condyle externe du fémur est assez prononcée. Le diamètre antéro-postérieur de ce condyle est notablement plus grand que de l'autre côté : le diamètre vertical est aussi accru, et l'encoche qui sépare ce condyle du fémur est moins profonde.

La fistule persiste toujours ; l'enfant ne souffre pas. Néanmoins, je crois utile de l'empêcher de marcher afin de ne pas provoquer d'excitation dans ce ravail.

8 mars. — L'enfant est dans le même état : l'augmentation du volume de la partie externe de l'extrémité inférieure du fémur n'a pas fait de progrès. Persistance d'un trajet fistuleux arrivant sur le fémur, mais on ne sent plus la surface d'une dénudation.

10 mai. — Cet enfant est encore dans mon service, toujours avec le même trajet fistuleux ; je lui ai permis de marcher pendant quelques jours ; la marche n'a pas réveillé de douleurs ; quand elle a lieu, l'enfant porte le membre en dehors, le pied appuie plus que l'autre sur le bord externe. Il existe en un mot une attitude légèrement vicieuse du membre inférieur atteint, ayant pour cause l'hypertrophie de la partie inférieure et externe du fémur.

23 mai. — Le trajet fistuléux est fermé depuis le 12 mai.

OBSERVATION II. — *Ostéomyélite du péroné. — Trépanation. — Guérison.*

Résumé. — Garçon, quatorze ans. — Ni scrofuleux, ni rhumatisant. — Début sans cause le 12 mars par une douleur vive à l'extrémité inférieure du péroné. — Fièvre vive le 14, début du gonflement au niveau de la cheville. — Entré 17 mars. Abcès sous-périostique sur le quart inférieur du péroné. — Douleur de l'os. — Incision de l'abcès. Trépanation de l'os le 18. — Marche rapide vers la guérison de la plaie. — Le 15 avril, issue d'une esquille à forme cubique, de un centimètre environ, dont une face correspond au cartilage épiphysaire. — Cicatrisation de la plaie le 28 avril. — 20 mai, hypérostose de l'extrémité inférieure du péroné non douloureuse et peu prononcée. Tout travail pathologique du côté de l'os paraît définitivement terminé.

Observation. — Le 17 mars 1879, est entré à l'hôpital Sainte-Eugénie, salle Napoléon, n° 10, Morin (Léon), âgé de quatorze ans. Le père de cet enfant se porte bien, sa mère présente une santé un peu délicate mais n'a cependant jamais éprouvé d'accidents bien sérieux. L'enfant a joui dans son enfance d'une assez bonne santé, il a eu la rougeole vers l'âge de deux ans et la coqueluche quelque temps après ; il n'a eu ni fièvre typhoïde, ni scarlatine, ni affection grave d'aucune sorte. Il ne porte pas de trace de scrofule et il n'a jamais éprouvé d'accidents de rhumatisme. Le début du mal a été subit, sans raison aucune. Le petit malade a ressenti, le vendredi 12 mars, une douleur au niveau de la partie inférieure de la jambe ; cette douleur s'est depuis rapidement localisée au côté externe, un peu au-dessus de la malléole. — La peau est devenue rouge, tendue et la marche impossible. Le 14 mars, fièvre violente avec agitation la nuit ; il prend le lit, qu'il a gardé jusqu'à son entrée le 17 mars.

État actuel 18 mars. — Cet enfant est très grand et paraît vigoureux, son squelette est très développé, sa figure est pâle, mais n'offre pas l'expression de l'abattement. Pouls, 120 ; temp. : 38°,8. — Il présente, à partir du cou-de-pied de la jambe gauche, un gonflement qui remonte sur le côté externe jusqu'à la partie moyenne de la jambe ; en bas, ce gonflement est œdémateux et rouge, et s'étend un peu sur le dos du pied ; en haut, il se perd insensiblement. On ne découvre pas sous la peau de veines apparentes ; au toucher, on constate dans ce gonflement un abcès sous-périostique étendu de la partie moyenne de la malléole sur le quart inférieur du péroné. En explorant cet os depuis sa partie supérieure, on reconnaît que les pressions exercées avec le doigt sont douloureuses depuis la partie moyenne ; la douleur devient excessive en bas sur le collet du péroné. Un bourrelet assez dur limite l'abcès sous-périostique à sa partie supérieure. — Je n'hésite pas à considérer cet abcès sous-périostique, comme déterminé par une ostéomyélite ; il a été immédiatement incisé sous le Lister et par cette ouverture on constate que le péroné est dénudé dans une étendue de 3 à 4 centimètres à partir de la base de la malléole ; la dénudation ne comprend qu'un tiers de la circonférence environ depuis le ligament inter-osseux. Dans le champ de la dénudation, à deux centimètres environ de la base de la malléole, j'ai ouvert le corps de l'os avec une tréphine de 5 millimètres de diamètre. Il s'écoule du sang d'abord, et puis des filets jaunâtres purulents se mêlent au sang.

Le 19 mars, la nuit a été bonne, l'enfant n'a plus souffert. Temp. 38° ; pouls, 110. Le gonflement de la jambe a beaucoup diminué, mais il persiste encore au devant de l'articulation tibio-tarsienne et j'ai dû m'inquiéter de savoir si cette articulation n'était pas atteinte. Mais je n'ai pas reconnu de symptômes d'arthrite.

Le 20 mars, temp. 37°,5 ; pouls 90. L'enfant mange avec appétit, le gonflement du cou-de-pied a diminué. En examinant l'ouverture de la trépanation on voit qu'il sort du pus.

Du 20 au 25 mars tout gonflement disparaît et l'état général est excellent, seulement il persiste sur le trajet du péroné une douleur qui n'est reconnaissable qu'à la pression sur l'os. Cette douleur cesse vers la partie moyenne de cet os.

Jusqu'au 10 avril la plaie suit son évolution naturelle, l'os est recouvert par les bords de cette plaie, la santé générale est très bonne, la température normale.

Le 15 avril la plaie est réduite à une surface linéaire ; dans un point correspondant au collet du péroné, il se présente au milieu des bourgeons charnus une esquille libre que j'enlève et qui a la forme et le volume d'un dé à jouer ; l'une des faces de cette esquille est la surface même de l'os et une autre de ses faces présente un aspect papillaire qui paraît devoir correspondre au cartilage épiphysaire. A partir de ce moment la plaie se cicatrise, et au 28 avril la cicatrisation est terminée. — Toute sensibilité de l'os a disparu même à la pression, mais j'ai cru cependant devoir garder cet enfant au repos jusqu'au 20 mai, époque à laquelle il a commencé à se lever. L'extrémité inférieure du péroné présente un faible degré d'hypérostose.

OBSERVATION III. — *Ostéomyélite de l'omoplate.* — *Trépanation.* — *Guérison.*

Résumé. — Garçon, treize ans et demi. — Pas d'antécédents rhumatismaux ou scrofuleux. — Profession pénible dans un atelier où il manœuvre lune manivelle pendant dix heures par jour. — Le bras droit servait plus que e gauche. — Début brusque le 4 avril par douleur vive à l'épaule. — Fièvre violente le 5. — Gonflement reconnu le 6, entre à l'hôpital le 7. — A l'examen, gonflement des fosses sus et sous-épineuses droites, pas d'abcès sous-périostique appréciable. — Douleur atroce à la pression de l'os, surtout au niveau de l'épine de l'omoplate. — Incision qui est suivie de l'évacuation d'un petit foyer purulent sous-périostique, trépanation de la lame externe de l'omoplate au niveau de sa continuité avec l'épine. — Cessation des accidents depuis cette intervention. — Cicatrisation définitive le 5 mai. — Hypérostose de la partie postérieure de l'épine.

Observation. — Les parents de cet enfant ne jouissent pas d'une très bonne santé. Il a eu la rougeole à l'âge de dix-huit mois ou deux ans environ, un peu plus tard la petite vérole et plus tard enfin la coqueluche. Depuis ce temps il a joui d'une bonne santé. Ses parents habitent le troisième étage d'une maison saine, bien éclairée. L'enfant n'a pas d'antécédents rhumatismaux. Après avoir travaillé dix-huit mois dans une maison où il faisait des portefeuilles, il a changé d'état et est entré dans un atelier où on l'a occupé à mouvoir une manivelle pendant dix heures tous les jours, de sept heures du matin à six heures du soir. On lui accordait une heure de repos entre midi et une heure ; il se servait alternativement des deux mains ou de l'une ou l'autre séparément. La main droite travaillait, dit-il, plus longtemps que la gauche.

Le 4 avril mercredi, à une heure, tout d'un coup, en faisant aller sa main gauche, il éprouve une douleur vive dans l'épaule et dès ce moment il ne peut plus se servir de son membre sans réveiller la même douleur. Il rentra chez lui dans la soirée, ne dormit pas de la nuit, éprouva des douleurs dans l'épaule. Le lendemain il ne travailla pas. — Dans la soirée du lendemain jeudi, il eut de la fièvre. Depuis lors il a toujours souffert ; la nuit surtout il avait des accès violents. Il ne mangeait plus. Les douleurs sont spontanées et très vives et réveillées par chaque mouvement du membre ; aussi l'enfant condamne-t-il le membre au repos absolu.

État actuel, 8 avril. — Enfant d'une belle apparence, vigoureux ; tête volumineuse ; paraissant intelligent.

Membre supérieur gauche. — Absolument impuissant. L'humérus examiné avec soin n'offre rien ; l'articulation scapulo-humérale jouit de tous ses mouvements sans aucune douleur. La clavicule n'offre pas de traces d'altération, pas plus que l'apophyse coracoïde que l'on explore aisément.

L'enfant assis sur son lit, on est tout de suite frappé par un gonflement en masse arrondie de toute la région de l'omoplate, dans les fosses sus et sous-épineuses. Le gonflement a son maximum de développement vers l'épine de l'omoplate, dans la partie postérieure de cette épine. Sur la peau correspondant à ce gonflement on voit un réseau veineux apparaître par transparence et très net ; il manque de l'autre côté. L'exploration de ce gonflement ne fait pas sentir de fluctuation appréciable ni dans la fosse sus-épineuse, ni dans la fosse sous-épineuse ; mais un fait qui frappe vite, ce sont les douleurs atroces quand on touche le squelette. Procédant alors à une exploration méthodique de l'omoplate par pression de point en point à partir de l'angle inférieur, on trouve de la sensibilité au niveau de l'angle inférieur de l'os, de la douleur dans la fosse et surtout vers le bord spinal, une douleur plus vive en remontant ainsi. Mais les cris de l'enfant sont atroces et intolérables quand on presse sur l'épine de l'omoplate et principalement vers la partie postérieure de cette épine. Cette épreuve plusieurs fois répétée est toujours la même ; l'enfant se tord et pousse des cris déchirants.

En présence de ce fait je me suis demandé s'il fallait intervenir et j'ai hésité
un instant. Intervenir pourquoi? comment? Je n'ai pas reculé après réflexion,
même en ne découvrant pas d'abcès sous-périostique, comme mes internes
qui l'avaient soigneusement recherché. Sous le Lister, je pratique une incision de six centimètres de longueur, parallèle au bord postérieur de l'omoplate, un peu au-dessous de lui. Les couches sous-cutanées aponévrotiques
et musculaires sont divisées; j'arrive à la base de l'épine. Je cherche alors
avec ma sonde cannelée et bientôt il s'écoule un pus épais, poisseux, une
cuillerée à café environ. L'os est dénudé à la base de l'épine. En ce point, avec
un perforateur à os, j'ouvre l'une des tables de l'omoplate à sa jonction avec
l'épine.

9 *avril*. — La fièvre est tombée ; les douleurs ont cessé et spontanément l'enfant remue son membre. Temp. 37° 8 ; pouls, 100. — Le gonflement a beaucoup diminué dans les fosses sus et sous-épineuses ; le réseau veineux persiste
encore. Les bords de la plaie sont rapprochés, la suppuration est médiocre.
La douleur de l'os à la pression a beaucoup diminué.

11 *avril*. — État général excellent ; l'enfant mange avec plaisir. Temp. 37°,6 ;
pouls, 90. — Il n'existe plus de gonflement qu'au pourtour des bords de la
plaie. Suppuration médiocre.

Du 11 au 15 avril et jusqu'au 26, les phénomènes locaux se bornent à ceux
d'une plaie qui marche vers la réparation. — A cette époque, 26 avril, la plaie
est linéaire et couverte de bourgeons charnus. La cicatrisation était complète le 5 mai. — L'omoplate ne révélait plus qu'une légère sensibilité à la
pression au niveau du bord postérieur de l'épine. Cette éminence est un
peu augmentée de volume. Sortie de l'enfant après guérison définitive le
28 mai.

Observation IV. — *Ostéomyélite du tibia. — Trépanation. — Guérison.*

Résumé. — Garçon, neuf ans et demi. — Antécédents scrofuleux. — Pas
de rhumatisme antérieur. — Début sans cause. — Douleurs vagues et malaise le 17 novembre ; douleur limitée à la partie supérieure de la jambe
gauche le 20. — Léger gonflement à ce niveau. — Entré à l'hôpital le 23. —
Le 24, on constate un abcès sous-périostique, il est incisé et on trépane le
tibia à sa partie supérieure ; il s'écoule du pus par l'orifice du trépan jusqu'au
6 décembre.

Observation. — Le 23 novembre 1878, est entré à l'hôpital Sainte-Eugénie,
salle Napoléon, n. 8, Eugène (Georges), âgé de neuf ans et demi.

Les renseignements sur les parents de cet enfant ne peuvent être donnés
avec précision ; la mère paraît avoir succombé à une affection organique de
l'utérus. Une sœur qu'il a se porte bien. C'est un enfant blond, maigre et
d'apparence délicate ; il a eu autrefois des manifestations strumeuses et l'on
voit encore aujourd'hui une cicatrice d'abcès ganglionnaire dans la région
sous-maxillaire droite. Pas de maux d'yeux ni d'oreilles antérieurement. Il
n'a pas eu non plus la rougeole, ni la fièvre typhoïde, ni les autres fièvres
éruptives de l'enfance ; pas d'antécédents indiquant des atteintes de rhumatisme. Depuis un mois, il était employé à soigner les chevaux et à s'occuper
des harnais dans une maison de la Chapelle, éloignée de la sienne d'environ

vingt minutes ; il retournait chaque soir chez lui ; avant cela il allait à l'école.
Il dit que ce travail ne le fatiguait pas malgré son jeune âge. Il paraît ne pas
avoir eu de privations comme nourriture. L'enfant n'a pas reçu de coup sur
la jambe, n'a pas eu froid les jours précédents. — Le début de son mal remonte à huit jours et l'affection aurait commencé par des douleurs vagues
dans les genoux et dans les hanches, ces douleurs ne durèrent que deux jours
et disparurent pour faire place à une autre douleur limitée à la partie supérieure du tibia gauche. Il est obligé de se coucher le 20 novembre, les
moindres mouvements étaient alors très douloureux ; de plus, au moment où
il prenait le lit, il était en proie à la fièvre avec délire la nuit ; elle paraît
avoir un peu diminué depuis deux jours, mais la douleur de la jambe est
restée intense, atroce, et la jambe est gonflée depuis le jour où il a gardé
le lit.

État actuel, 24 novembre. — La jambe du côté droit présente une augmentation de volume considérable et qui frappe dès l'abord ; la tuméfaction
commence au-dessous du genou et descend jusqu'au tiers inférieur ; elle est
circonférencielle, mais beaucoup plus prononcée en avant et en dedans du
tibia, qu'en arrière et en dehors. — La peau au niveau du gonflement présente une teinte rosée, et on voit se dessiner à sa surface un réseau veineux
développé qui se continue avec des veines superficielles de la cuisse également plus développées. — Il existe en même temps un œdème très prononcé.
L'examen de ce gonflement au toucher révèle immédiatement la présence
d'une fluctuation dans une étendue très limitée ; il existe donc un abcès
sous-périostique au-devant de l'extrémité supérieure de la diaphyse du tibia ;
aux limites de cet abcès on ne découvre pas de bourrelet qui le circonscrive.

L'examen de l'os par la pression exercée à partir de son extrémité inférieure, loin du gonflement, révèle une sensibilité de la diaphyse dans le tiers
inférieur, et plus haut on provoque par la pression de l'os une douleur de
plus en plus vive, qui devient intolérable au niveau de la jonction de la diaphyse avec la tubérosité interne du tibia ; là est le point maximum de la
douleur. — La pression sur la tubérosité réveille aussi une douleur vive. —
Le genou est indemne de gonflement et d'épanchement. — Les ganglions de
l'aine sont douloureux et légèrement tuméfiés.

La figure de cet enfant traduit l'angoisse de la souffrance, son visage est
abattu et crispé. — Il a passé sa dernière nuit sans repos. — Son pouls est
très fréquent, 140. — Température axillaire, 39°,8.

L'abcès sous-périostique est incisé, il s'écoule un pus poisseux, verdâtre,
présentant de nombreuses gouttelettes de graisse, le tibia se trouve dénudé
depuis sa tubérosité interne dans une étendue de cinq centimètres environ,
et la dénudation s'étend sur sa face postérieure du côté du creux poplité.

A l'union de l'épiphyse avec la diaphyse sur le milieu de la face interne du
tibia, l'os est ouvert avec une tréphine de 8 millimètres de diamètre ; on pénètre facilement dans le tissu spongieux ; il ne s'écoule d'abord que du sang.
On introduit alors une sonde cannelée, et après avoir détruit quelques trabécules osseuses, il s'écoule du pus arrivant par larges gouttes, il est épais et
verdâtre. La sonde cannelée est de nouveau introduite afin de détruire encore
quelques lamelles osseuses et l'écoulement purulent devient continu. — Un
tube à drainage est placé dans le foyer qui se prolonge dans le creux poplité,
et on fait une contre-ouverture en arrière.

25 novembre. — L'enfant a dormi la nuit, ses douleurs sont apaisées. —
Température axillaire, 37°,9. Pouls, 130. — L'auscultation du cœur et de la

poitrine ne révèle rien d'anormal. L'orifice de l'os est bouché par un caillot, on le détache et il s'écoule du pus.

26 *novembre*. — Le gonflement des parties molles autour de la plaie a disparu ; le genou est resté sain ; une partie du périoste semble recollé ; l'os dénudé est encore d'un gris-blanc ; la suppuration paraît plus abondante par le trajet osseux. Lavages phéniqués dans la poche et dans l'os. — Tempér., 37°,6. Pouls, 110. — L'expression du visage est meilleure, l'enfant a un peu mangé hier.

28 *novembre*. — Même état ; sur la portion de l'os dénudé apparaissent quelques points rouges. Tempér., 37°,6.

. 3 *décembre*. — Les bords de la plaie bourgeonnent ; sur l'os dénudé se montrent aussi de petits bourgeons. — État général excellent. — La suppuration de l'os est toujours continue.

6 *décembre*. — Depuis hier la température s'est élevée ; l'enfant a passé une nuit agitée ; en l'examinant on découvre un empâtement vers le mollet, et un stylet introduit par la plaie vient faire saillie à la partie postérieure du mollet, le pus stagne en ce point, un drain est passé à ce niveau.

9 *décembre*. — La dernière complication du côté des parties molles n'a pas eu d'autres suites. — La plaie bourgeonne et l'os est en partie recouvert ; le trajet de l'os laisse sortir un bourgeon charnu qui le ferme en partie.

Au 15 décembre, la plaie se rétrécit de plus en plus, le membre n'offre aucune trace de gonflement, les deux drains sont retirés. — A partir de ce moment, la cicatrisation a marché avec rapidité, il n'est resté qu'une fistule.

Le 20 décembre on retire une petite esquille. Le 25 la cicatrisation est achevée. Deux mois plus tard, on constate une hypérostose considérable de l'extrémité supérieure du tibia, la tubérosité interne est plus volumineuse et n'est plus séparée par une encoche de la diaphyse. Cette hypérostose est sensible au toucher.

Observation V. — *Ostéomyélite du tibia. — Trépanation. — Guérison.*

Résumé. — Garçon de quatorze ans, petit, blond, moins développé qu'on ne l'est d'habitude à cet âge. — Pas de traces de scrofule, pas d'antécédents de rhumatisme. Peut-être a-t-il été fatigué par son travail. — Début le 2 avril 1879, provoqué par un traumatisme insignifiant suivi de douleur à la partie supérieure de la jambe droite. Le 3 avril. gonflement appréciable, fièvre avec délire. — Entré à l'hôpital le 5 avril. — Examen 6 avril : abcès sous-périostique volumineux placé au devant de la face interne du tibia, depuis l'extrémité supérieure de la diaphyse jusqu'au tiers inférieur de l'os. Ouvert par deux incisions : l'une supérieure, l'autre inférieure. — Trois ouvertures sont pratiquées dans l'os : la première sur la tubérosité interne au-dessous du cartilage conjugal, au niveau du bulbe ; la seconde un pouce plus bas, sur la face interne de la diaphyse ; la troisième à quinze centimètres de la première, sur la diaphyse. Par chacune d'elles il s'écoule du pus.

Observation. — Krumm (Charles), âgé de quatorze ans, est entré à l'hôpital

Sainte-Eugénie le 5 avril 1879, salle Napoléon, lit 38. — La mère de l'enfant qui nous donne ces renseignements se porte bien; son père est mort poitrinaire. Dans son enfance il a eu une santé assez délicate ; mais il n'a pas fait d'autre maladie que la rougeole à trois ans. Il travaille dans une fabrique d'instruments d'horlogerie ; il n'est pas surmené par le travail, il habite une maison assez saine, assez bien éclairée; il se nourrit en outre assez bien. Pas de rhumatisme. — Cet enfant nous a raconté ceci : le mercredi 2 avril, en montant un escalier, il se cogna, dit-il, la jambe droite, il n'en souffrit même pas le reste de la journée, mais il boita pourtant un peu et continua son travail le reste de la journée ; le lendemain matin, il souffrait à son réveil et la nuit elle-même avait été agitée; on le transporte alors chez lui, et sa mère constate un gonflement au-dessous du genou au côté interne ; il avait de la fièvre, et la nuit du jeudi au vendredi il a eu un délire violent, il voulait se lever malgré sa mère. — Elle l'a conduit à l'hôpital le vendredi 5 avril.

6 *avril*. — Cet enfant est petit pour son âge, peu développé; il est blond, sa figure exprime un grand abattement, il est très pâle et pousse des cris violents quand on le touche. Son pouls est à 130. — Température axillaire 39°,8. — La jambe droite est prise et présente un gonflement qui s'étend depuis la tubérosité interne du tibia jusqu'au quart inférieur de cet os. — La peau au niveau de ce gonflement est tendue, rouge, luisante. — Quelques veines sous-cutanées se dessinent en noir sur la jambe, elles se continuent avec des veines de la cuisse plus apparentes, très développées même, qui suivent le côté interne du membre. — Par la palpation on découvre tout de suite un abcès sous-périostique s'étendant en longueur depuis l'extrémité supérieure de la diaphyse jusqu'au tiers inférieur de la jambe et placé au-devant de la face interne de l'os. — Cet abcès n'est pas limité par un bourrelet; le genou n'offre pas de traces d'épanchement. L'exploration de l'os par la pression avec le doigt réveille de la sensibilité au-dessous du gonflement; une douleur vive se montre plus haut et cette douleur est atroce vers l'union de la diaphyse avec l'épiphyse. Le genou est sain, sans épanchement. — L'abcès sous-périostique est ouvert par deux incisions : l'une, supérieure, commence à l'épiphyse et descend sur le corps de l'os dans une étendue de cinq centimètres environ ; la seconde est faite à la partie la plus inférieure de l'abcès. Il s'écoule une grande quantité d'un pus sale et huileux. — Sur la surface du tibia dénudé, je fais avec la tréphine de 6 millimètres trois ouvertures à l'os. — Une première est placée sur la tubérosité interne; une seconde à un pouce plus bas sur la face interne de la diaphyse ; une troisième enfin quinze centimètres au-dessous de la première, à la limite inférieure de l'abcès sous-périostique, au point où j'ai fait ma seconde incision. — Il s'écoule du pus par chacune de ces trois ouvertures. Pansement de Lister.

7 *avril*. — L'état général s'est amendé ; l'enfant a reposé la nuit ; il est tranquille ce matin. — Temp. 38° ; pouls 120. — La plaie suppure ; les orifices de l'os sont ouverts et par des lavages phéniqués on fait sortir du pus.

8 *avril*. — On trouve une plaque d'œdème avec rougeur, au niveau du cou-de-pied, en arrière de la malléole interne de l'articulation tibio-tarsienne ainsi que sur toute la partie sus-malléolaire de la jambe. — Mais la pression sur le tibia n'est pas douloureuse à ce niveau et l'articulation tibio-tarsienne paraît indemne. — La température est tombée à 37°,8 ; pouls 115. — L'enfant tousse un peu, il n'a pas d'appétit. — Constipation. — Agitation nocturne assez inquiétante.

9 *avril*. — Toujours de la rougeur et de l'empâtement à la partie interne

du cou-de-pied et loin des accidents primitifs. L'enfant prend peu de nourriture, mais il a bien reposé cette nuit ; il ne souffre plus, sa figure se colore et elle est souriante.

11 *avril.* — L'empâtement du cou-de-pied a disparu. — Du côté de la plaie tout est bien ; l'os dénudé est d'un gris blanc, déjà quelques points rouges apparaissent à sa surface par transparence. L'état général est excellent. — Temp. 37°,6. L'enfant mange avec appétit. — Du 12 au 20 avril aucun incident à noter.

20 *avril.* — La plaie présente un excellent aspect. Les bords bourgeonnent sur l'os dénudé tant en haut qu'en bas ; on aperçoit une vascularisation abondante, des lignes, des stries rouges ; en quelques points, on voit déjà sur les petites dépressions un bourgeon venant de la profondeur de l'os apparaître comme une tête de mouche. Au pourtour du deuxième orifice du trépan on voit cependant une partie blanche de l'os, qui peut-être se nécrosera. — État général excellent ; l'enfant mange avec voracité. — Température normale.

23 *avril.* — Cette partie blanche de l'os, déjà signalée, se maintient ainsi ; il ne s'y produit pas encore de bourgeons charnus ; les bourgeons charnus nés isolément dans l'os et venus à sa surface se développent de plus en plus. — Quelques-uns s'unissent à leurs voisins.

27 *avril.* — État local toujours meilleur. — La plaie bourgeonne considérablement et les bourgeons des bords sont unis à ceux qui s'étalaient sur l'os. La portion d'os restée blanche qui paraissait vouée à la nécrose se vascularise.

15 *mai.* — Il ne reste plus que deux fistules ; l'hypérostose du tibia est considérable, elle comprend les deux tiers supérieurs de la diaphyse ; l'encoche par laquelle la diaphyse se continue avec l'épiphyse n'existe plus, c'est un cylindre plein ; la face interne du tibia est d'un tiers plus développée que l'autre.

10 *juin.* — Même état, une fistule est cicatrisée ; par l'autre, celle qui correspond au trépan de la partie supérieure de la diaphyse, il est sorti une petite esquille du volume d'un pois.

20 *juillet.* — Le second trajet fistuleux est cicatrisé depuis un mois.

Observation VI. — *Ostéomyélite du tibia. — Trépanation. — Mort.*

Résumé. — Garçon, huit ans. — Apparence délicate. — Sans traces de scrofule, sans antécédents rhumatismaux. — Début brusque, sans cause, le mercredi 5 mars 1879, par une douleur vive dans la jambe droite, suivie de fièvre violente le lendemain et de gonflement plus tardivement. — Transporté à l'hôpital le mardi 11 mars. Le 12 on constate un abcès sous-périostique de presque toute la longueur de la diaphyse du tibia. — Deux incisions sont pratiquées à ses extrémités et quatre ouvertures sont faites dans l'os avec une tréphine de 6 millimètres de diamètre. — Écoulement continu de pus par chaque orifice osseux. — Malgré le traitement, l'état général s'aggrave et l'enfant succombe le 15 mars. Autopsie. — Abcès métastatiques et nombreux foyers apoplectiques dans les poumons. — Caillot cardiaque ventriculaire décoloré et adhérent. — Le tibia présente des infiltrations purulentes à ses deux extrémités ; la moelle centrale est purulente. — Les articulations du genou et du cou-de-pied sont saines.

Observation. — Mornet (Henri), huit ans. — Entré le 11 mars 1879, salle Napoléon, n. 10.

La mère de cet enfant est bien portante, son père est d'une santé suspecte, et, d'après les renseignements fournis par la mère, il paraît avoir la poitrine atteinte. Pendant la première enfance, l'enfant n'a fait aucune maladie. Il s'est seulement fracturé la cuisse à l'âge de trois ans. Il fut pour cette fracture porté à l'hôpital Sainte-Eugénie, où il contracta la rougeole.

Il est d'une apparence chétive, il habite chez ses parents, n'a jamais fait de travail pénible, ne paraît pas avoir été exposé à aucune sorte de fatigue. L'habitation de ses parents est dans une maison obscure au troisième étage, peut-être humide. Il n'a jamais eu pourtant d'atteinte rhumatismale.

Il est allé à l'école mercredi dernier, 5 mars, et c'est à son retour, sans avoir reçu de coup, sans avoir fait de chute, qu'il s'est plaint d'une douleur dans la cheville interne de la jambe droite. Le lendemain jeudi, il gardait le lit et ne l'a pas quitté; ce même lendemain, la douleur était plus vive; l'enfant eut de la fièvre et ne mangea pas de la journée. On fit venir un médecin qui crut à une entorse et exerça quelques manœuvres sur le pied.

Dans la nuit du jeudi au vendredi, l'état général s'aggrave : insomnie, agitation, vomissements, douleurs extrêmement vives ; de même les jours suivants.

Il entra à l'hôpital le mardi 11 mars.

État actuel, 12 mars. — La figure est celle d'un enfant gravement malade; elle traduit un grand abattement et une stupeur profonde; facies typhique. Langue très sèche. Il existe du tremblement musculaire dans les mains; pas de diarrhée. Température axillaire, 40°, pouls 130 à 140.

État local. — La jambe droite est prise dans son entier et la mère ne sait pas nous dire par où a commencé le gonflement; elle place le début vers la cheville. Aujourd'hui nous trouvons un gonflement diffus de toute la jambe avec léger œdème du pied. Ce gonflement présente une teinte rosée de la peau, avec des vaisseaux qui dessinent des marbrures sur la face interne du membre et remontent jusqu'à la cuisse. La portion de la jambe qui correspond au mollet paraît plus tendue qu'ailleurs, néanmoins la tuméfaction est diffuse, recouvre toute la diaphyse du tibia et gagne un peu la cuisse en se prolongeant au côté interne du genou. Le genou d'ailleurs n'offre pas de traces d'épanchement. La palpation pour découvrir un abcès sous-périostique est difficile, néanmoins on parvient à découvrir une fluctuation profonde, très étendue, sur la plus grande partie de la face postérieure du tibia; la poche arrive ensuite sur une partie de la face interne. — L'exploration de la diaphyse par des pressions répétées avec le doigt montre que la diaphyse est douloureuse dans presque toute son étendue. Dans le tiers inférieur, les douleurs sont plus vives, atroces. L'examen à la pression de l'épiphyse inférieure est aussi douloureux; l'épiphyse supérieure, au contraire, n'est pas sensible à la pression.

Les ganglions de l'aine sont engorgés. — Ce même jour je pratique, sur la partie la plus profonde de la face interne du tibia, deux incisions, l'une au tiers inférieur, l'autre au tiers supérieur, et j'ouvre ainsi un vaste foyer purulent ayant décollé le périoste depuis la partie inférieure de la diaphyse jusqu'à la ligne oblique du soléaire, sur toute la face postérieure de l'os et une partie de la face interne. Je fais ensuite avec la tréphine de 6 millimètres de diamètre deux ouvertures à la partie inférieure et deux autres à la partie supérieure de la diaphyse. Par chacune de ces trépanations il s'écoule avec continuité un pus épais et sale. La poche est lavée et drainée et on achève le pansement de Lister.

13 *mars.* — L'état général n'est pas meilleur qu'hier. L'enfant a pourtant reposé une partie de la nuit et n'a pas souffert ; mais il tousse beaucoup et paraît oppressé. A l'auscultation, on entend dans la poitrine de gros ronchus mélangés à des râles sibilants. Les deux côtés de la poitrine sont également pris. L'auscultation du cœur ne révèle rien d'anormal. Température 39°,8, pouls 130.

L'enfant n'a pas voulu manger.

L'état local par contre s'est considérablement amendé ; la jambe et la cuisse ne sont plus gonflées, on ne voit plus les marbrures veineuses.

14 *mars.* — L'état général a empiré sur hier ; on arrive à peine à compter le pouls ; la respiration est très anxieuse ; l'enfant présente une teinte asphyxique ; il succombe le 15 mars dans l'après-midi.

Autopsie. — Il existe un vaste décollement du périoste avec destruction de cette membrane. Cette vaste destruction occupe toute la face postérieure du tibia et se trouve limitée en haut par la ligne oblique. De la face postérieure le décollement s'étend sur la face interne où le périoste est en grande partie détruit. En bas le décollement périosté s'étend tout près de l'articulation péronéo-tibiale ; il n'en est séparé que par une simple ligne correspondant au point où le périoste est adossé à la membrane synoviale. De plus, en ce point, il y a à la superficie des ulcérations de la surface de l'os, qui paraissent confirmer l'opinion que révélait la clinique sur le début du mal à la partie inférieure et postérieure du tibia. Avec un fort couteau, on fend longitudinalement le tibia et voici ce qu'on rencontre : L'épiphyse inférieure du tibia, c'est-à-dire le bulbe d'une part, le noyau osseux placé au-dessous du cartilage conjugal sont infiltrés de pus et présentent une couleur jaunâtre particulière avec des plaques rouges d'inflammation. Par la pression sur ces points on fait sortir du pus de toutes les aréoles de l'os. Plus haut dans le canal médullaire, disparition complète du tissu spongieux ; ce qui reste de moelle présente différents états d'infiltration purulente ; elle est rouge, jaune, grise. Mais ces états ne sont plus propres à la maladie, car la trépanation et les lavages ont dû nécessairement modifier l'aspect des lésions.

Enfin, dans l'épiphyse supérieure du tibia, il y a également une infiltration jaunâtre très considérable. Cette infiltration forme une sorte de colonne qui, arrivée au niveau du cartilage conjugal, le détruit et passe dans le noyau osseux du même nom. Le cartilage conjugal est détruit dans une étendue de un centimètre à peu près. Le cartilage articulaire est intact, et l'articulation du genou n'offre aucune altération. L'articulation tibio-tarsienne est également saine. Enfin on trouve sur l'os les quatre ouvertures du trépan.

La dissection de la veine fémorale n'y a fait découvrir ni phlébite ni caillots.

Viscères. — Poumons très emphysémateux formant en certains points comme des loges spacieuses. On trouve en outre des noyaux apoplectiques nombreux, qui présentent des points jaunâtres, indice d'un commencement d'abcès métastatiques.

Le foie présente à sa surface des taches d'un blanc jaunâtre, les unes volumineuses, d'autres plus petites à peine dessinées. Elles paraissent constituées par ces amas de globules blancs précédant la formation des abcès. Ces îlots de substance hépatique ainsi modifiée siègent tous à la surface.

Les reins ne présentent rien de particulier.

La rate présente un peu d'infiltration sanguine.

Le cerveau est normal.

Dans les muscles pectoraux et dans plusieurs autres points on observe des noyaux sanguins qui sont creusés en pleine substance musculaire.

Le cœur ne présente pas d'altération valvulaire appréciable, ni de lésions apparentes du myocarde, mais on trouve un caillot adhérent, à la fois décoloré et rugueux, au milieu des mille colonnes de la paroi du ventricule droit.

OBSERVATION VII. — *Ostéomyélites multiples du tibia et de l'humérus droits, du péroné et du radius gauches. — Décollement épiphysaire complet de l'extrémité inférieure du radius. — Mort.*

Résumé. — Garçon de huit ans et demi. — Début sans causes, chez cet enfant qui ne porte aucune trace de scrofule, et se trouve dans de bonnes conditions ; il n'a pas été exposé au froid et n'a pas éprouvé d'accidents reconnaissables de rhumatisme antérieur.

Quelques phénomènes généraux ont été les prodromes du mal, le 18 mars. Le 20, apparaît un gonflement dans le tiers supérieur de la jambe droite ; le 22, gonflement à la partie inférieure de la jambe gauche ; le 25, douleurs vives à l'extrémité diaphysaire supérieure de l'humérus droit. Entré à l'hôpital le 25 au soir. — Le 26, on trouve : un mauvais état général ; affaissement complet, délire la nuit. — On reconnaît : un abcès sous-périostique volumineux de la partie antérieure et supérieure de la jambe droite avec soupçon d'arthrite du genou ; l'abcès est incisé : le tibia est trépané immédiatement au-dessous de l'épiphyse et un pouce plus bas ; il s'écoule du pus par les deux ouvertures ; ce même jour, l'abcès sous-périostique de la jambe gauche est ouvert ; le péroné n'est pas trépané. — 29 mars, il éclate une poussée d'ostéomyélite à l'extrémité inférieure du radius gauche, suivie d'abcès sous-périostique et de décollement épiphysaire remarquable dans les jours suivants. A cette même date le genou droit se prend et il communique le 1er avril avec un vaste abcès de la cuisse. Quant au tibia primitivement atteint, j'ai appliqué le 28 mars une troisième couronne de trépan sur l'épiphyse, lorsque j'ai reconnu un épanchement dans le genou. — 2 avril, incision du genou. — L'état général, après s'être un peu relevé, retombe et le malade succombe le 12 avril en pleine pyohémie.

Autopsie. — Elle révèle la présence du pus dans les os atteints, dans les articulations du genou droit, de l'épaule droite, tibio-tarsienne gauche. — Abcès métastatiques et infarctus dans les poumons. — Endocardite valvulaire. Décollement épiphysaire complet de l'extrémité inférieure du radius gauche.

En résumé, au moment de l'entrée à l'hôpital trois os étaient atteints : le tibia, le péroné, l'humérus. — La trépanation a été appliquée sur le tibia seulement ; combinée avec l'incision des autres abcès sous-périostiques qui se sont produits, elle a été impuissante à conjurer le développement de nouvelles atteintes d'ostéomyélite et de l'infection purulente consécutive.

Observation. — Ricaut (Joseph), âgé de huit ans et demi, entré à l'hôpital Sainte-Eugénie le 25 mars 1878, salle Napoléon, n° 12.

Père et mère bien portants ; de cinq enfants, deux sont morts de convulsions et un de la rougeole ; celui-ci, qui n'a eu aucune des maladies de l'enfance, ne porte pas de traces de scrofule ; il s'enrhume facilement. Le logement des parents est sain, et l'enfant n'a jamais eu de douleurs rhumatismales.

Celui-ci ne se fatiguait pas, et restait à la maison ; c'est alors que, sans cause, il eut un peu de fièvre et ne mangea pas pendant deux jours. Quatre ou cinq jours après, le mercredi 20 mars, un gonflement se manifesta à la partie supérieure de la jambe droite ; ce gonflement était douloureux et l'empêchait de marcher. Puis, le 22 mars, la jambe gauche était gonflée à son tour vers la partie inférieure ; depuis hier, l'enfant ressent une douleur très vive dans l'épaule droite.

État actuel, 16 mars. — Jambe gauche. Il existe un abcès du volume d'une grosse noix, exactement sur la face externe de la malléole externe, et remontant d'un pouce environ sur le corps du péroné ; au-dessous de l'abcès, la pointe de la malléole se dégage d'un centimètre. Cet abcès, très fluctuant, ne présente aucun bourrelet autour de lui. L'exploration du corps du péroné de haut en bas ne révèle de douleur à la pression qu'à un centimètre et demi au-dessus de l'abcès.

Jambe droite. — Le pied est un peu œdémateux et la région dorsale présente une petite ulcération remontant à un mois et causée par la chaussure ; la partie inférieure de la jambe présente un peu d'œdème ; mais la tension et le gonflement ne sont très accusés qu'à partir de la partie moyenne de la jambe jusqu'au milieu du genou.

Cette tension circonférencielle et longitudinale arrive en arrière jusque dans le creux poplité, où existe de l'œdème superficiel ; en avant le gonflement diminue peu à peu autour du genou, et cesse sur la cuisse. La peau, sur les points de ce gonflement est rouge par plaques, et quelques traînées suivent la face interne de la cuisse. On voit aussi quelques veines rouges ou bleues dans la nuance rosée de la peau. Enfin, nulle part il n'existe de bourrelet circonférenciel. On trouve une fluctuation évidente sur la face interne du tibia, dans une étendue de plusieurs centimètres, depuis l'encoche supérieure de cet os.

L'examen du tibia, de bas en haut, est un peu difficile ; l'œdème cache un peu cet os, car depuis la peau les tissus sont un peu infiltrés, cependant la pression de bas en haut, de centimètre en centimètre, réveille une douleur à partir du quart inférieur, douleur qui s'accroît de bas en haut et est intolérable vers la partie supérieure. L'articulation tibio-tarsienne est saine ; celle du genou le paraît aussi, bien qu'il soit difficile de le constater ; mais nulle part je ne trouve de fluctuation dans les culs-de-sac du genou.

Épaule droite. — Aucun gonflement antérieur, aucune rougeur à la peau ; douleur circonférencielle extrêmement vive à la pression à l'union de la diaphyse avec l'épiphyse humérale. Malgré une contracture assez considérable qui maintient le bras collé sur le tronc, on fait exécuter quelques mouvements.

Attitude du membre inférieur gauche. — La jambe est un peu fléchie sur la cuisse, sans qu'on puisse l'allonger complètement ; il existe aussi un peu de contracture de ce côté.

En résumé, il existe des ostéomyélites multiples du tibia gauche, du péroné droit, de l'humérus gauche. La plus menaçante était celle du tibia, j'ai dirigé vers elle la thérapeutique la plus rationnelle : étant d'ailleurs dans l'impuissance, au sujet des autres atteintes. Sur le trajet du tibia, à l'endroit où j'avais senti la fluctuation, sur la face interne, j'ai fait une incision de 6 à 8 centimètres : après avoir incisé des tissus très épais, couche par couche, je suis arrivé sur le périoste que j'ai incisé, et j'ai trouvé du pus jaunâtre. L'os était dénudé dans une étendue de 8 à 8 centimètres depuis l'épiphyse supérieure et dans la moitié de sa circonférence environ.

A un pouce au-dessous de la tubérosité interne du tibia, j'ai appliqué une couronne de trépan : il est sorti du pus. J'ai alors agrandi mon ouverture et, un pouce plus bas, j'ai appliqué une seconde couronne de trépan : il est encore sorti du pus abondamment, et l'agrandissement des deux ouvertures en a facilité l'issue.

L'abcès sous-périostique, siégeant sur le péroné à sa partie inférieure, est incisé ; l'os est à nu.

27 mars. — Les orifices du trépan sont remplis par une substance sanguine, comme un caillot décoloré en certains points, et adhèrent au pourtour du cylindre de la perforation. Les caillots enlevés avec des pinces, une couche de pus est sortie par l'orifice supérieur, de même que par l'orifice inférieur ; mais ici en moins grande quantité. Ce pus, comme celui d'hier, est jaunâtre, phlegmoneux. Le gonflement a légèrement diminué dans la partie inférieure de la jambe ; mais à la partie supérieure, au point correspondant à l'épiphyse du tibia, il existe un empâtement rouge se continuant au-devant du genou pour se perdre à peu près au-dessus de la rotule ; le gonflement n'a pas diminué en ce point. La pression sur l'épiphyse est très douloureuse, bien plus douloureuse que sur la partie superficielle gonflée ; aussi crois-je à une infiltration purulente dans la partie supérieure de l'épiphyse. Je me propose donc d'appliquer une nouvelle couronne de trépan.

La figure de l'enfant est rouge, animée, la langue sèche, le pouls (110 environ), moins fréquent qu'hier ; il a dormi quatre heures dans la nuit, et, le reste du temps, n'a pas été plus animé qu'hier dans la journée. En prolongeant par le haut mon incision, j'ai vu sourdre du pus qui m'a conduit à un décollement occupant l'épiphyse du tibia : passant sous le ligament antérieur de l'articulation du genou, j'ai fait une contre-ouverture, et j'ai passé un drain.

28 mars. — Je constate aujourd'hui dans le genou la présence d'un notable épanchement : le cul-de-sac supérieur est distendu. L'aspect de la jambe est un peu meilleur : la journée d'hier a été agitée : pouls fréquent, peau chaude, pas d'appétit.

J'ai ponctionné le genou avec la plus fine aiguille de l'aspirateur. Un liquide blanc non filant en est sorti : sa couleur est un peu jaunâtre et indique qu'un abcès ne s'est pas ouvert dans l'articulation, que par conséquent l'arthrite est consécutive à une inflammation de l'épiphyse. Du côté de celle-ci, tout semble indiquer la continuation du mal : en présence de cette complication, je n'ai pas hésité à appliquer une troisième couronne de trépan dans l'épiphyse supérieure du tibia à un pouce de la première, autant que j'ai pu juger, à 1 centimètre environ au-dessous du cul-de-sac de la synoviale ; j'ai eu la notion que je brisais des cellules du tissu spongieux de l'épiphyse, et il est venu en abondance du pus avec un mélange de sang.

29 mars. — Apparition de douleurs vives au poignet gauche, surtout au niveau de l'épiphyse du radius ; rien à la diaphyse : moins de rougeur au genou droit, moins d'engorgement des parties molles : l'épanchement a plutôt diminué. Une injection faite par un des orifices du trépan revient par l'ouverture que j'ai pratiquée hier à l'épiphyse, en ramenant beaucoup de pus mélangé au liquide de l'injection.

Sous le deltoïde, sur la tête de l'humérus, j'ai trouvé un petit gonflement partiel extra-articulaire, dans lequel j'ai cru trouver de la fluctuation : mais une incision m'a démontré que ce n'est que du tissu fongueux.

2 avril. — Je trouve aujourd'hui un abcès occupant toute la partie inférieure de la cuisse droite depuis la partie moyenne, et communiquant avec le genou.

L'abcès ouvert par une grande incision à la partie interne, immédiatement au-dessus du condyle interne, j'ai pratiqué deux contre-ouvertures, l'une en dehors au-dessus du condyle externe, l'autre au côté interne, au-dessous de la rotule, par lesquelles j'ai passé un drain. Des lavages ont été faits par les ouvertures du trépan qui donnent du pus, et communiquent ensemble.

Sur les bords du tibia dénudé, une adhérence des parties molles, avec le périoste, s'établit déjà.

J'ai omis de noter que l'abcès sus-rotulien était|au-devant et tout autour du fémur, mais je n'ai pas trouvé celui-ci dénudé.

J'ai ouvert aussi un abcès sur l'extrémité inférieure du radius gauche, cette extrémité était décollée, mais sans communication avec le poignet. De même l'épaule suppure dans le point où j'ai dernièrement fait une incision.

4 avril. — La température s'est élevée à plus de 40° : il existe aujourd'hui un engorgement du cou-de-pied du côté gauche, ce qui me fait craindre que la jointure ne suppure : peau très chaude, pouls 140, nuit très agitée, sensibilité plus grande.

8 avril. — Il sort du pus par les orifices osseux du tibia trépané : on y fait des injections quotidiennes. L'état général s'affaiblit par les suppurations multiples.

Les deux membres inférieurs sont un peu œdémateux, ainsi que le scrotum : petite eschare sur le côté externe de la fesse droite.

11 avril. — Une nouvelle collection de pus s'est formée à la partie supérieure du membre inférieur droit, en arrière du grand trochanter. Cette collection contient des gaz, d'où un clapotement particulier. De plus dans le dos s'est formé un abcès.

La main gauche offre une déviation considérable au niveau du poignet, en arrière : celui-ci n'est plus dans l'axe de la main ni de l'avant-bras. Les trois axes réunis forment un Z comme dans la fracture inférieure du radius, mais plus accusé : cette déformation aurait de l'analogie avec celle de la fracture, si le gonflement n'était pas inverse de celui de la fracture, il siège en effet surtout en arrière, et est formé par le radius, fragment supérieur, tandis que, dans la fracture, il l'est par le fragment inférieur. Ainsi, en arrière, existe une saillie considérable à l'union du corps du radius avec son épiphyse, saillie dure, placée sur un plan plus élevé que celui de l'extrémité inférieure du cubitus.

Par contre, en avant, on trouve, à l'opposé de cette saillie, une encoche : la saillie du cubitus est fort peu prononcée, et la main est rejetée sur le bord radial, surtout en avant, de manière à simuler une luxation du poignet : ainsi l'axe central de l'avant-bras continué se porte en arrière de la main. En même temps la main a éprouvé un mouvement de rotation qui a rendu la face palmaire plus interne, la face dorsale externe : les mouvements de la main sont possibles.

L'apophyse styloïde du radius est à sa place : de plus, en prenant la portion articulaire du radius, je lui ai fait exécuter un mouvement sur le fragment supérieur, et j'ai obtenu une crépitation. C'est donc un décollement épiphysaire, sans épanchement dans le poignet.

12 avril. — Mort.

Autopsie.

Tibia droit. — Le périoste est enlevé et détruit sur la moitié de la face interne de cet os, depuis son extrémité supérieure : ailleurs il est conservé sans épaississement, et, dans les points dénudés primitivement, là où il a été réappliqué il a repris son adhérence.

Au niveau de l'extrémité supérieure du tibia, et en dedans du ligament rotulien, il y a destruction du cartilage épiphysaire, au point où ce cartilage se continue avec celui de la tubérosité antérieure du tibia : là existe une communication avec la jointure, ainsi qu'avec la collection sous-cutanée que j'avais drainée. Le cartilage articulaire de l'épiphyse supérieure du tibia est aminci en beaucoup de points, dépourvu d'élasticité presque partout, détruit en plusieurs endroits, notamment en avant et en arrière de l'épine du tibia. Une coupe verticale antéro-postérieure de tout le tibia montre : 1º Que la partie du canal médullaire comprise dans l'intervalle des trous du trépan, c'est-à-dire presque tout ce canal, n'est pas dépourvue de moelle, comme je l'aurais cru, ni transformée en une couche uniquement purulente : il existe des parties blanchâtres, qui sont certainement une infiltration purulente ; des parties rouges où la moelle est simplement vascularisée, et enfin des parties jaunes blanchâtres où la moelle paraît un peu graisseuse. Le canal médullaire n'est pas agrandi, et le tissu compact qui le limite paraît normal.

2º Le tissu spongieux de l'épiphyse supérieure, placé sous le cartilage épiphysaire, est infiltré de pus, et présente des taches jaunes et blanches provenant de cette infiltration. En bas sur l'épyphyse inférieure au-dessous du canal médullaire, il y a aussi un peu d'infiltration purulente qui s'arrête à l'origine diaphysaire de l épiphyse. Le cartilage épiphysaire supérieur est détruit en plusieurs endroits, mais il n'y a pas de jeu épiphysaire, et par conséquent, pas encore de décollement.

Fémur droit. — Le fémur droit n'a rien ; mais l'abcès qui était autour de lui a disséqué les parties molles et communique avec le genou. Dans la cuisse droite, l'emphysème communique avec la hanche. L'articulation sacro-iliaque droite contient du pus ; la veine crurale contient du pus jusqu'au tiers supérieur, et jusque dans la veine poplitée.

Péroné droit. — Sain, ainsi que l'articulation péronéo-tibiale.

Articulation du genou droit. — La synoviale est épaissie et fongueuse en certains points, il existe un tissu lardacé avec des fongosités, peu considérables, qui sont distribuées autour de la tête du tibia.

Articulation tibio-tarsienne droite. — Saine. Il y a du pus dans les gaines tendineuses de ce côté.

Articulatioh de l'épaule droite. — Cette articulation contient du pus, et il existe de l'ostéite épiphysaire, avec un léger décollement du périoste, sur l'extrémité de la diaphyse humérale.

Radius gauche. — Il existe un véritable décollement épiphysaire de l'extrémité inférieure de ce radius, la séparation est complète ; et en plusieurs points, en avant comme en arrière, le périchondre qui maintient les deux fragments en rapport, est détruit, de telle sorte qu'on s'explique aisément avec quelle facilité s'était produit le déplacement.

Péroné gauche. — Il existe dans la partie renflée de la diaphyse, immédiatement au-dessus du cartilage épiphysaire, une plaque d'un centimètre

environ où le péroné n'a plus de périoste : en ce point, l'os est très raréfié ;
sa lame compacte n'existe plus, les aréoles du tissu spongieux sont très dilatées, d'un rouge noir, et, à côté, on trouve plus profondément dans l'os une
infiltration jaunâtre et purulente. Le cartilage épiphysaire ne paraît pas altéré.
Telle est l'origine incontestable du premier abcès qu'a eu ce malade, et de la
suppuration tibio-tarsienne consécutive.

Articulation tibio-tarsienne gauche. — Elle est purulente avec amincissement du cartilage sur le tibia, et ostéite épiphysaire dans ce tibia, en regard
d'une plaque amincie du cartilage.

Poumons. — Emphysémateux ; un abcès métastatique suppuré superficiel
s'est formé dans le lobe moyen du poumon gauche, et des infarctus jaunâtres
du volume d'une noisette en occupent la base. Dans le poumon droit, on
trouve çà et là quelques petits abcès métastatiques. Rien dans le péricarde,
un peu d'endocardite valvulaire aortique. Les reins n'offrent pas d'abcès métastatiques.

Observation VIII. — *Ostéomyélite du fémur droit.* — *Trépanation.* — *Désarticulation de la hanche.* — *Mort.*

Résumé. — Garçon, treize ans, maigre, chétif, sans traces de scrofule ;
travaille chez un bijoutier. Le 30 décembre 1877, pris sans cause de douleurs
violentes dans la cuisse droite ; continue à travailler. — Le 1er janvier 1878
apparaît une fièvre violente avec vomissements, délire ; il est conduit à l'hôpital le 3. Examiné le 5, on constate un état général grave ; il existe un gonflement de la racine du membre, mais on ne peut pas découvrir un abcès
sous-périostique ; en même temps il y a une douleur très vive sur le fémur
exploré à la région externe du membre. Le 6 janvier, trépanation de l'os à sa
partie supérieure en deux points, à un pouce de distance environ. Il s'écoule
du pus en quantité notable. Mon collègue, M. Cadet de Gassicourt assiste à
l'opération. L'opération a pour résultat une amélioration notable pendant
quelques jours. Le 19 janvier, il se fait un nouveau gonflement à la partie
supérieure et interne du membre. C'est un abcès sous-périostique que j'incise
le 21 ; j'y ajoute le drainage de la poche. — Dans la nuit du 23 au 24 janvier
hémorrhagie abondante par le drain, que l'interne de garde arrête, mais qu'il
croit artérielle ; l'enfant est très affaibli par cette perte de sang. Le 26, pendant la visite, après le pansement, nouvelle hémorrhagie certainement artérielle, venant probablement de l'obturatrice, qui m'oblige, pour en découvrir
le point de départ, à pratiquer une incision réunissant les ouvertures du drain
et qui me conduit ensuite, à mon extrême regret, à désarticuler la hanche
L'enfant meurt une heure après.

Autopsie. — Fémur droit : infiltration purulente de la partie de cet os placée
au-dessous du cartilage conjugal ; pus dans le canal médullaire (Voir dessin,
planche IV). Le fémur est dénudé en haut sur un point ; hanche contenant
un liquide louche.

Viscères. — Deux petits abcès métastatiques à la surface du poumon gauche ;
un peu d'épaississement de l'endocarde ; petits abcès miliaires dans les
reins.

Observation. — Mondrait (Louis-Jean-Baptiste), âgé de treize ans, entré à
l'hôpital Sainte-Eugénie le 3 janvier 1878, salle Napoléon, n° 39. — Mort le
26 janvier 1878.

La mère de cet enfant est bien portante; le père, au dire de la mère, serait devenu fou depuis la naissance de l'enfant qui a deux frères vivants et bien portants : une petite fille est morte de la rougeole à l'âge de trois ans et demi.

L'enfant, qui est conduit à l'hôpital, a treize ans; il est grand, maigre et chétif; son enfance a été délicate, mais il n'a eu que la rougeole à l'âge de sept ans Il n'a jamais eu de rhumatismes ni aucune douleur : l'appartement qu'il habite est aéré, au deuxième étage: l'enfant travaille chez un bijoutier, et il est assis; il fait pourtant les courses de la maison, mais sans être fatigué.

Le dimanche 30 décembre 1877, il fut pris, sans cause, de douleurs vives dans la cuisse droite; malgré ces douleurs, il fit une course à pied pendant une heure et demie, rentra et se coucha.

Le lendemain matin, il garda le lit, mais, pendant la journée, il se leva, revint à l'atelier qu'il nettoya; les douleurs augmentant, on le ramena chez lui où il s'alita.

Le 1ᵉʳ janvier, il vomit le matin et le soir, ainsi que le 2. La journée fut mauvaise, il eut des maux de tête, de la fièvre, une agitation extrême: il s'est levé et a couru dans les cours pendant la nuit.

Le 3, vomissements de matières bilieuses, peau très chaude.

Le 4, cet état continue, mais l'intelligence est plus précise; à notre examen, le 5, nous lui trouvons un facies typhique, les lèvres sèches, la langue blanche, les narines pulvérulentes.

A la surface de la cuisse droite, des veines dilatées forment un réseau à mailles larges qui se continue sur l'abdomen: il n'existe rien de semblable de l'autre côté; pas de rougeur à la peau. Impuissance absolue du membre: quand on le prend, on fait exécuter à l'articulation coxo-fémorale de petits mouvements dans tous les sens, presque sans douleur : ce caractère est important.

La forme de la cuisse est fusiforme, plus volumineuse à droite; la palpation dénote un peu d'œdème dans la région supérieure et antérieure de la cuisse et dans la région trochantérienne. Le membre n'offre pas de tension profonde, mais il est plus empâté que l'autre : les deux tiers supérieurs de la cuisse sont ainsi gonflés, et la région externe plus que l'interne. Quand, de bas en haut, c'est-à-dire des régions saines, vers les parties malades, on explore le gonflement, on constate qu'il n'a pas de limite précise, c'est-à-dire qu'il n'existe pas de bourrelet périphérique ; dans cet empâtement mou je ne trouve aucune fluctuation, aucun abcès sous le périoste.

L'exploration du fémur, faite par la région externe de la cuisse, où il est plus facile à explorer, montre que par des pressions répétées, exercées avec un ou deux doigts, toute la diaphyse est douloureuse; je ne découvre pas de gonflement partiel périostique, à plus forte raison d'abcès : pourtant, au côté interne et supérieur de la cuisse, au milieu des muscles, il y a un empâtement profond un peu plus dur. Pouls, 115 à 120.

Le 6, l'enfant n'a pas fermé l'œil de la nuit; il a divagué, sa figure est tirée, pâle, colorée sur les pommettes, sans expression typhique. Rien du côté du cœur, engouement du poumon droit, météorisme abdominal prononcé. L'engorgement des parties molles de la cuisse n'a pas augmenté, et nulle part je ne découvre d'abcès sous-périostique. L'exploration de l'os, comme la veille, me démontre l'existence d'une douleur vive à la pression, sur la diaphyse du fémur; cette douleur paraît plus vive dans la région sous trochantérienne de la diaphyse, que plus bas. Je renouvelle plusieurs fois cette expérience, et détermine ainsi une zone de la diaphyse paraissant circonférencielle où la douleur, à la pression sur l'os, est intolérable. Je confirme ainsi l'opinion que j'avais depuis la veille d'une ostéomyélite déjà probablement suppurée, et sur le compte de laquelle il faut placer l'état général extrêmement grave de cet enfant. Je décide alors la trépanation du fémur.

Je précise le point le plus douloureux qui ne correspond à aucun gonflement de l'os : il est situé à 2 centimètres environ au-dessous du grand trochanter. En ce point, je fais une incision de 5 à 6 centimètres, au côté externe de la cuisse, depuis la base du grand trochanter : j'ai divisé l'aponévrose fémorale, le fascia lata, pénétré dans le triceps, et suis arrivé sur l'os, au niveau de l'insertion des fibres musculaires. J'ai décollé quelques fibres, et cherché dans l'état du périoste un point de repère : je n'en trouve aucun : le périoste a sa couleur blanche, son aspect brillant, adhérant aux fibres comme à l'os.

Déchirant encore quelques fibres, j'ai cherché avec le doigt, autour de la circonférence fémorale, afin de trouver un petit abcès, ou un décollement du périoste ; je n'ai rien trouvé : néanmoins, convaincu de l'existence d'une ostéomyélite suppurée, j'ai fait une ouverture à l'os, à un pouce de la base du grand trochanter : je me suis servi d'un perforateur à main, de petit volume. Mon collègue de l'hôpital, M. Cadet-Gassicourt assistait à l'opération ; il est sorti une quantité notable de pus, pur d'abord, puis mélangé à du sang : avec un stylet, je me suis assuré que je n'étais pas dans le canal médullaire : en l'introduisant, quelques lamelles osseuses rompues ont laissé sortir du pus. Dès lors, croyant que le premier trépan serait insuffisant, j'ai fait une seconde perforation, un pouce plus bas : celle-ci pénétrait dans le canal médullaire et il est sorti de nouveau du pus. L'enfant dit se trouver très soulagé dans la soirée.

7 janvier. — La figure est meilleure, moins excitée que la veille ; les yeux sont moins hagards, la langue plus humide ; les narines toujours un peu pulvérulentes, le tremblement des mains moins prononcé. L'état de la cuisse ne s'est pas aggravé ; il y a plutôt une amélioration, indiquée par une diminution de la dilatation veineuse ; de l'œdème, mais peu considérable. Le pus qui s'écoule est sanieux. La surface du périoste qui, hier, était d'un blanc nacré, est aujourd'hui d'un rouge mélangé à de petits épanchements sanguins à la surface, et a le même aspect que la plaie.

Pas d'épanchement dans le genou ni dans la hanche.

Les trous faits par le trépan sont remplis aujourd'hui par un liquide sanguin, et j'ai essayé en vain de faire une injection ; j'ai introduit un stylet, mais il n'est sorti qu'un sang noir, et alors j'ai cessé ces manœuvres.

8 janvier. — Localement, il y a un amendement dans la forme du membre ; pas de bourrelet inférieur, dilatation veineuse et œdème moindres. L'exploration de l'os est moins douloureuse : j'ai exploré les deux trépans : il est sorti du pus par l'ouverture supérieure, j'ai fait une injection dans l'os. Pouls, 120 ; la peau est chaude, mais la figure est moins typhique, l'excitation moindre ; le ventre est moins ballonné.

9 janvier. — L'état de la plaie est le même, la surface paraît un peu desséchée : en pénétrant dans l'orifice supérieur de l'os, il sort du pus avec du sang ; pouls 100. Base des poumons congestionnée. La stupeur est très grande, la langue sèche. Cependant l'enfant a mangé un peu. Le gonflement diminue.

10 janvier. — L'enfant est encore un peu ahuri, mais la langue est humide le pouls est à 100, la température baisse, et le ventre n'est plus tendu.

13 janvier. — Pouls 100; l'auscultation fait découvrir à droite un peu de frottement pleurétique bien distinct, occupant la moitié inférieure de la poitrine; à gauche, des râles crépitants avec une respiration un peu soufflante et de la submatité. Potion au kermès, digitale, vésicatoire sur le côté gauche.

Localement, la cuisse est dans un bon état; le gonflement a presque disparu. Le drain sort un peu de lui-même; la dilatation veineuse a presque disparu ainsi que la sensibilité de l'os. L'état local est donc réduit à la plaie avec hernie musculaire.

14 janvier. — Pouls 104, figure meilleure, pâle, décolorée, mais lèvres un peu sèches avec quelques croûtes, langue un peu sèche.

L'état du membre inférieur est très bon; il semble que tout soit réduit à une plaie, car il n'y a plus empâtement ni gonflement du membre, ni dilatation veineuse ni œdème. En un mot, il n'y a plus que la plaie que j'ai faite. La pression sur le grand trochanter n'est pas douloureuse, ni les mouvements de la cuisse.

Du côté de la respiration, mêmes phénomènes qu'hier, mêmes râles, un peu de souffle à gauche.

15 janvier. — Pouls 100: rien au cœur. Figure meilleure, quoique encore affaissée: l'enfant ne tousse pas. Aujourd'hui je découvre dans la poitrine, du côté gauche, une amélioration notable; à droite, au contraire, on entend du souffle et des râles sous-crépitants dans la partie moyenne et inférieure du poumon, ce qui explique l'élévation de température.

Du côté de la plaie, tout va pourtant bien.

16 janvier. — L'état du membre atteint est toujours satisfaisant: le volume de la cuisse, sauf à la base, est comparable à celui de l'autre: les parties molles sont revenues sur elles-mêmes. Pouls, 104; il y a encore des râles à gauche.

17 janvier. — La poitrine est à peu près dans le même état. Pouls, 115. L'enfant a de la diarrhée; 1 gramme de bismuth matin et soir.

19 janvier. — L'état local est bon; cependant, au dedans de la partie supérieure de la cuisse, existe un gonflement profond, circonscrit, qui me fait craindre la formation d'un abcès; la température est toujours au-dessus de la normale; l'enfant mange assez bien.

21 janvier. — Aujourd'hui, j'ai trouvé une collection assez grande au niveau de la partie antérieure et interne de la cuisse, remontant près de l'arcade de Fallope, où existait le gonflement de la veille: j'ai ouvert l'abcès par une incision placée en dehors de l'artère fémorale. J'ai pris ce lieu, parce que j'étais sûr de n'y trouver aucun gros vaisseau: malheureusement, c'était le point le plus élevé de la poche qui était seul accessible.

En introduisant le doigt, j'ai constaté que la poche passait autour du fémur, et arrivait près de notre première incision: j'ai fait alors deux contre-ouvertures avec un trocart, l'une en dedans et en bas, au-dessous des adducteurs, l'autre en dehors auprès de la première ouverture; j'ai passé un drain dans chaque ouverture. Dans mon exploration, faite rapidement il est vrai, je n'ai trouvé nulle part la partie supérieure du fémur dénudée.

22 janvier. — Malgré l'ouverture de l'abcès, l'enfant a eu une soirée très agitée, du délire la nuit. Ce matin pourtant il paraît mieux, mais la figure est très fatiguée, et j'ai trouvé un peu d'œdème de la jambe, et une sensibilité plus vive au niveau de la partie moyenne de la cuisse.

23 janvier. — L'état local est meilleur ; les plaies sont déjà un peu rosées. Le bruit de souffle a disparu ; du côté droit, je trouve une matité absolue et une absence de respiration ; à gauche toujours des frottements superficiels : vésicatoire à droite. L'enfant a toujours un peu de délire, il mange.

24 janvier. — Cette nuit, à minuit, l'enfant dormait, lorsque la sœur de garde, le découvrant, vit que son lit était taché de sang en abondance et elle nous dit que dans le pansement qu'on a défait dans la nuit, il y avait une grande quantité de sang. En effet, ce matin, l'enfant est tout à fait pâle, décoloré ; le pouls est extrêmement petit et filiforme. Les lèvres absolument blanches ainsi que la conjonctive. Avant l'hémorrhagie, l'enfant a eu une période d'agitation, et l'hémorrhagie a été suivie d'une quinte de toux assez longue.

Aujourd'hui nous avons fait des lavages, et nous avons trouvé les tubes pleins de caillots ; néanmoins nous avons pu à peu près laver la poche, et il n'est pas venu de sang, de telle sorte que nous restons dans le doute sur la nature et l'origine de cette hémorrhagie. Ce ne peut être une hémorrhagie capillaire, à cause de la quantité de sang ; la rapidité avec laquelle elle s'est produite me fait craindre que ce ne soit une artère d'un certain calibre. Aussi ne puis-je placer cette hémorrhagie uniquement sur le compte de l'état général. Après l'hémorrhagie, la sœur avait donné à l'enfant de l'alcool et un bouillon qu'il a vomi. Pouls, 140. Hier, la température ne montrait rien de particulier.

25 janvier. — L'enfant est plus coloré qu'hier, l'apparence décolorée provoquée par l'hémorrhagie disparaît ; ses lèvres sont un peu plus rosées ; la conjonctive est encore blanche ; le pouls petit, fréquent (140), mais non plus filiforme. L'enfant tousse toujours un peu ; il a mangé hier un peu plus. En le retournant, je découvre une petite eschare sèche et noire au sacrum.

26 janvier. — L'aspect du membre est bon, pas d'œdème ni de gonflement ; les plaies deviennent plus rouges, la figure est meilleure. L'enfant a mangé hier, n'a pas l'air agité ; il s'est pourtant réveillé souvent cette nuit.

L'examen de la racine du membre est favorable. Le lavage de la poche se fait bien ; mais, au moment de l'injection par le second tube, il se produit sous mes yeux une nouvelle hémorrhagie par un des drains ; le sang est rouge et presque rutilant. Elle s'est arrêtée immédiatement après un écoulement d'environ 40 grammes de sang. Il n'y a qu'une petite artériole qui puisse expliquer cette hémorrhagie.

Pouls meilleur, quoique fréquent, 120 à 130 pulsations.

Le pansement était fini et je continuais ma visite, lorsqu'on court après moi : l'infirmière vient de constater que le pansement est traversé par le sang. Le pansement consiste en plusieurs compresses de gaze phéniquée sur les plaies et autour du membre, le tout recouvert de mackintosch et d'une forte couche d'ouate.

Nous enlevons promptement ce pansement ; le sang sort en abondance, rouge par les deux plaies : je fais comprimer la fémorale sur le pubis, le sang continue à venir ; je pense un moment à une ulcération de la veine fémorale ; mais la couleur du sang et son état rutilant éloignent cette idée de mon esprit. Il faut prendre un parti immédiat : j'agrandis les ouvertures, je cherche d'où vient l'hémorrhagie, sans pouvoir découvrir sa source dans la profondeur des parties molles de la cuisse : je jette plusieurs pinces hémostatiques sur plusieurs points, cela est inutile.

Je soupçonne l'artère obturatrice d'avoir été lésée par le trocart au moment où j'ai placé les tubes à drainage interne ; mais il faut à tout prix arrêter l'hémorrhagie, car la figure de l'enfant a la pâleur de la mort.

Je fais comprimer l'iliaque et je me décide à mettre une pince hémostatique sur l'artère et la veine fémorales, près de l'arcade de Fallope, en faisant un lambeau de toutes les parties molles placées au-devant et en dedans de l'extrémité supérieure du fémur. Je place des pinces au fur et à mesure qu'on relève le lambeau, sur tous les vaisseaux qui donnent du sang. J'ai ainsi arrêté l'hémorrhagie. Tout cela s'est fait aussi promptement que je l'ai pu.

On avait élevé le membre et placé rapidement quelques circulaires sur tout le membre, afin d'en chasser le peu de sang veineux qui pouvait y être contenu.

Après avoir fait ce grand lambeau, qui comprenait presque la moitié des parties molles de la cuisse, j'étais conduit à désarticuler la hanche. C'est ce que je fis le plus promptement possible, en prenant la précaution d'éviter toute nouvelle perte de sang.

Qu'il me soit permis, ici, d'exprimer le regret d'avoir continué immédiatement cette œuvre devenue nécessaire ; il me vint la pensée de la renvoyer au lendemain, mais je n'eus pas la force d'arrêter définitivement ce plan dans mon esprit. Je serais de nouveau placé en face d'une épreuve aussi émouvante et aussi cruelle, que j'agirais autrement : après avoir arrêté une hémorrhagie absolument épuisante, j'attendrais jusqu'au lendemain, et même plus tard, pour donner à l'économie le temps de se reposer, si elle le peut encore.

Quoi qu'il en soit, après l'opération le pouls était imperceptible, il ne se releva pas, et la mort survint une heure après environ.

Autopsie.

Cavité abdominale. — Très décolorée, pas de liquide dans l'abdomen.

Cavité thoracique. — *Plèvre.* — Des deux côtés, adhérences pleurales assez nombreuses, récentes : fausses membranes molles.

Péricarde. — Il contient un liquide jaune séreux dans lequel nagent quelques petits flocons légers ; la surface viscérale présente, le long des vaisseaux, des lignes blanches qui se dirigent en travers et lui donnent une coloration opalescente.

Cœur. — *Ventricule gauche.* — Sur la surface de l'endocarde qui aboutit aux valvules sigmoïdes de l'aorte, teinte opalescente très marquée ; cette teinte part du sommet de quelques colonnes charnues et forme des surfaces ou petites plaques allongées qui aboutissent aux valvules. Les valvules aortiques ne sont pas vascularisées, mais, près de leur base, on remarque plusieurs petits points blancs, gros comme une tête d'épingle où l'endocarde a perdu sa transparence et où il est épaissi ; de même, à l'origine de l'aorte, on trouve un épaississement partiel de la membrane interne, au-dessus des valvules. Cet épaississement forme sept à huit croûtes transversales, parallèles, jaunâtres : c'est de l'athérôme artériel ; valvule mitrale saine.

Ventricule droit. — Pas de caillots ; la valvule tricuspide paraît saine aussi, de même que les valvules sigmoïdes de l'artère pulmonaire.

Poumons. — Le droit présente quelques tubercules au sommet ; pas de pneumonie : il est crépitant. Le gauche, vers la base, est rouge, légèrement carnifié; pourtant il nage. En un point de la surface, on trouve une petite cavité purulente et une seconde à côté ; ces deux petites cavités sont nettes, superficielles, tout à fait accolées à la surface de la plèvre, et contiennent un pus verdâtre. Ce sont des abcès métastatiques. Ces lésions sont, en définitive, peu considérables.

Reins. — Décoloration générale ; les deux substances sont également décolorées. Les reins ont perdu un peu de leur consistance ; à la coupe, ils présentent tous deux le même aspect. On remarque dans la substance corticale et dans la substance tubuleuse de petits infarctus à coloration rouge avec un point blanc au centre. Plus loin, on trouve dans les deux substances de petites cavités, ou déjà formées ou en voie de formation, assez nombreuses ; ce sont de tout petits abcès rénaux.

Foie. — Le foie paraît un peu augmenté de volume.

Fémur gauche. — Sain ; le périoste a son aspect blanc nacré, ordinaire, fibreux ; au-dessous de lui, l'os a un aspect blanc mat comme éburné, sans coloration ; si ce n'est à l'embouchure de quelques canaux de Havers ; la moelle a une coloration pâle.

Fémur droit. — *Malade.* — *Extrémité supérieure ; région trépanée.* — Par les orifices ronds et malheureusement trop petits du trépan, il sort du pus liquide et, sur la partie inférieure, on voit déjà un petit travail d'ostéite. Autour de chaque orifice existe une dénudation de l'os, de 1 centimètre environ, limitée par le périoste épaissi. Chacun des orifices du trépan conduit à un bouchon médullaire purulent, qu'on isole de la cavité qui le contient et qui se compose d'une substance molle, purulente, d'un aspect blanc, granuleux ; ce bouchon se continue avec de la moelle, rouge. Le pus contenu dans le trajet inférieur descend dans le canal médullaire, au milieu d'une moelle rouge et diffluente ; le trépan inférieur a été fait, en effet, en plein canal, le supérieur un peu au-dessus.

L'extrémité supérieure du fémur est partout recouverte de son périoste, sauf sur une surface placée entre la base du grand trochanter et le col en avant ; là l'os est à nu dans 2 centimètres carrés environ. La dénudation s'arrête à la limite de la capsule en haut ; sur cette partie dénudée, on voit deux ou trois orifices elliptiques, grands comme une tête d'épingle, à bords irréguliers, et de petites dépressions qui donnent un aspect chagriné à la surface. C'est le seul point où l'os soit dénudé. La tête du fémur est recouverte par un cartilage diarthrodial moins brillant, à consistance plus molle et gardant l'empreinte de l'ongle.

L'insertion du ligament rond n'offre qu'un peu de vascularisation. A la base du cartilage diarthrodial, en arrière, se trouve une ulcération de ce cartilage de 1 centimètre de long, dont le fond est formé par la surface osseuse dénudée, mamelonnée et irrégulière ; le bord de ce cartilage, aminci à son pourtour, s'arrête brusquement. Au-dessus de cette ulcération on en voit une deuxième, incomplète, c'est-à-dire que le cartilage est déprimé en godet, mais continu ; le fond du godet est rouge.

Dans la cavité articulaire, il n'y avait pas de pus, mais un liquide louche : la capsule et la synoviale sont saines.

Coupe médiane de l'extrémité supérieure comprenant la tête, le col, le grand trochanter et 2 centimètres de la diaphyse.

Cette coupe montre dans la tête fémorale, entre le cartilage épiphysaire et le cartilage diarthrodial, une grande tache déjà un peu jaune, occupant presque toute la hauteur du tissu réticulé, de 1 centimètre en travers, limitée par deux autres taches rougeâtres couvrant le reste de la coupe. Dans la tache jaune-blanc, le tissu réticulé est entièrement fin ; entre ses mailles,, avec la pointe d'une aiguille, on enlève une substance grumeleuse, que le microscope a montrée très riche en leucocytes : au contraire, dans les taches rosées, le tissu médullaire est rouge. Déjà on y voit de petits agrandissements de ce tissu réticulé.

Cartilage épiphysaire de la tête. — Dans les deux tiers de sa longueur, il a son épaisseur et son apparence normales ; dans l'autre sens, qui correspond à la partie antérieure et postérieure du col, il a disparu et est remplacé par une substance molle, pulpeuse, dans une étendue d'un centimètre. Ce ramollissement se poursuit profondément et conduit près de l'ulcération du cartilage diarthrodial. La zone osseuse, placée sous ce cartilage du côté du col, est jaune d'abord, puis rosée.

Col du fémur et première portion de la diaphyse. — Toute cette partie du col a une coloration générale jaune qui devient très prononcée et verdâtre vers la diaphyse : en haut c'est un jaune-blanc, entremêlé de petites taches rouges, grandes comme une lentille, ou d'autres plus foncées, comme ardoisées et noires. En bas, c'est un jaune verdâtre très franc et que l'immersion dans l'eau rend plus saisissant encore. Il n'y a pas de raréfaction osseuse générale, mais il existe de petites taches noires allongées, creusées dans des cavités de même forme, pleines d'une substance noire diffluente. J'ai suivi une de ces cavités jusqu'à la surface de l'os et il lui succédait une petite veine coagulée. La coloration jaune est due à une infiltration purulente de tout le tissu réticulé, plus prononcée à mesure qu'on se rapproche de la diaphyse où la coloration jaunâtre est intense.

Le cartilage qui sépare le grand trochanter du col existe dans une étendue de 1 centimètre vers le milieu, mais il a disparu aux deux extrémités antérieure et postérieure et est remplacé par une substance molle. En résumé, coloration jaune intense vers le bas, taches rosées ou rouges ayant jusqu'à 1 centimètre d'étendue, taches grises ardoisées, plus petites, allongées et creusées dans l'os : telle est la physionomie de la région. Le tissu spongieux du grand trochanter a une coloration rosée, uniforme.

Diaphyse au-dessous du trépan. — Le tissu compact se fait remarquer par une coloration d'un blanc mat ; il est poli comme de l'ivoire et ressemble de tout point à la coupe du côté opposé. En un mot, il est normal.

Le canal médullaire ne paraît pas augmenté de volume ; pourtant, à la partie interne du tissu compact, le tissu spongieux a un peu disparu en certains points : on trouve même, au centre du canal, vers la partie moyenne de la diaphyse des aréoles qui semblent nouvelles ; il y a des pointes osseuses qui dessinent un nouveau réseau de trabécules. Le tissu osseux de l'épiphyse inférieure et l'extrémité inférieure du fémur ne présentent aucune altération ; quant au contenu du canal médullaire, il est formé par du pus granuleux, réuni quelquefois en petits blocs massifs qu'on désagrège. D'autres fois, le pus est disséminé et il y a comme une rigole purulente reposant sur une couche de moelle d'un aspect rouge foncé ou plus clair, moelle friable et ramollie. Vers la partie moyenne du fémur, la moelle a disparu à peu près complètement ; on ne trouve plus qu'une couche purulente, limitée par de grands godets ayant pour parois les fines trabécules du tissu spongieux communiquant entre elles.

Toute la partie moyenne de la diaphyse est pleine de pus ; quand on arrive à l'extrémité inférieure du canal médullaire, le tissu spongieux présente aussi une légère infiltration purulente, jaunâtre, limitée en bas par une couche rosée séparant entièrement ce tissu spongieux du cartilage épiphysaire inférieur. Cette couche rosée a plus d'un centimètre de hauteur : le cartilage épiphysaire inférieur est absolument sain, de même que le cartilage diarthrodial.

Le tissu compact du fémur a l'aspect blanc et poli qu'on trouve toujours à la coupe des os des enfants qui ne sont pas malades ; il est entièrement comparable à la coupe du fémur sain ; le périoste qui recouvre la diaphyse, même dans les points les plus purulents, est absolument sain : au-dessous de lui, l'os a sa teinte normale.

La cavité cotyloïde est saine.

En résumé, ostéomyélite considérable avec pus dans la diaphyse et l'extrémité supérieure du fémur, avec ulcération cartilagineuse par où la propagation s'est faite dans l'articulation voisine. Les désordres de l'articulation sont très peu marqués ; cette ulcération est limitée et peut-être en voie de réparation.

OBSERVATION IX. — *Ostéomyélite du péroné gauche. Guérison.*

Résumé. — Garçon de neuf ans. — Tempérament lymphatique ; habite un logement obscur ; pas d'antécédents rhumatismaux. — Début rapporté à un coup de pied sur la jambe gauche ; douleur à ce moment qui cesse ; le lendemain il boite et il souffre ; puis la jambe gonfle en bas et en dehors. Entré à l'hôpital le 5, huit jours après le coup reçu. Examiné le 6 : Abcès sous-périostique sur le quart inférieur de la diaphyse du péroné ; articulation tibio-tarsienne intacte. Incision, on constate la dénudation de l'os. Le 18 juin, l'os est recouvert et la plaie diminue ; le 26, extraction d'une esquille libre dans les bourgeons, du volume d'un haricot. 1er juillet, cicatrice presque complète ; extraction d'une nouvelle esquille ; la cicatrisation fut complète. — Pendant cette période, il s'est produit un incident curieux : le 18 juin, c'est-à-dire douze jours après son entrée à l'hôpital, il survient un empâtement profond à l'union du tiers supérieur avec le tiers moyen du péroné, loin du premier abcès ; l'os est douloureux à la pression à ce niveau. Le gonflement se dissipe entièrement ; mais, vers la fin d'août, une seconde poussée se produit à la même place et il survient rapidement un abcès sous-périostique ouvert par M. Marchand qui constate une dénudation de l'os. La guérison de ce second abcès eut lieu sans l'élimination d'esquilles. On peut, je crois, interpréter cette poussée par la marche ascendante de l'ostéomyélite, qui a eu pour premier effet une poussée vers le périoste sans abcès et plus tardivement un abcès sous-périostique. — L'enfant quitte l'hôpital en septembre pour aller en convalescence. — A son retour au mois de janvier 1878, j'ai pu l'examiner à nouveau et constater les modifications curieuses décrites dans l'observation, au sujet de l'hyperostose du péroné, de sa plus grande longueur, du relâchement de l'articulation péronéo-tibiale supérieure et enfin de l'attitude nouvelle imposée au membre.

Observation. — Fressard (Étienne-Julien), âgé de neuf ans, entre, le 5 juin 1877, à l'hôpital Sainte-Eugénie, salle Napoléon, n° 4 : il sort le 9 septembre.

Cet enfant est d'apparence moyenne pour son âge, il a un teint pâle et porte au cou quelques petites glandes, mais n'a pas de cicatrices d'abcès. Il n'a eu que la petite vérole discrète à cinq ans. Il dit avoir reçu, il y a huit jours un coup de pied d'un de ses camarades, sur la jambe gauche ; jusqu'alors il n'avait rien senti dans ce membre et n'avait jamais eu de douleurs nulle part.

Il habite un logement un peu obscur. Le coup qu'il reçut lui fit éprouver une vive douleur au côté externe de la jambe gauche et il cessa de marcher quelques instants, puis reprit ses jeux. Le lendemain, il boitait un peu et avant la fin du jour éprouvait quelques élancements. Ce ne fut que le surlendemain qu'on remarqua un gonflement vers le bas de la jambe ; il resta levé une partie du jour, puis, souffrant beaucoup la nuit suivante, on lui fit garder le lit. Il eut de la fièvre, un peu de délire, on le conduisit à l'hôpital le 5 juin.

En découvrant le membre, on trouve un gonflement occupant la partie moyenne et inférieure de la jambe jusqu'au quart supérieur. Le gonflement et la tension sont plus accusés en dehors sur le trajet du péroné qu'en dedans. Le cou-de-pied et la face dorsale du pied sont aussi un peu gonflés, œdémateux. La peau est un peu rouge sur la jambe en dehors ; elle est au contraire luisante à côté.

La palpation fait reconnaître une fluctuation certaine dans une cavité allongée recouvrant la partie inférieure de la diaphyse du péroné : aucun bourrelet n'existe au pourtour de cette tuméfaction, qui a un caractère diffus : l'examen de la jointure tibio-tarsienne montre que les mouvements sont libres, sans douleur et que la pression de l'astragale sur la mortaise n'est pas douloureuse.

L'examen des os, fait avec modération à cause du gonflement, fait pourtant reconnaître que le tibia est hors de cause ; la pression sur l'épiphyse du péroné est un peu douloureuse ; mais on produit une douleur extrêmement vive sur la diaphyse au niveau du collet.

A partir de ce point, on est sur l'abcès ; au-dessus de celui-ci le corps du péroné est encore douloureux à la pression presque jusqu'à la partie supérieure.

L'enfant a la peau chaude, le pouls fréquent ; sa figure est animée, traduisant la souffrance, elle n'a rien de la stupeur. La nuit a été agitée avec un peu de délire.

L'abcès a été immédiatement incisé dans le sens de la longueur, et, le doigt introduit dans la poche, on trouve que l'os est dénudé dans une longueur de 5 à 6 centimètres et dans les deux tiers de sa circonférence ; la partie où le périoste adhère est la région interosseuse en avant et en arrière. Le pus qui s'écoule est phlegmoneux, louable ; en regardant obliquement sa surface, on voit qu'il contient des goutelettes huileuses.

Le 7 juin, l'état général est tombé, l'enfant n'a presque plus souffert ; il a dormi la nuit. L'examen de la poitrine et du cœur n'indique aucun trouble de ces organes. Le gonflement a déjà diminué, pourtant la partie du péroné au-dessus de la poche est sensible et même douloureuse au toucher : le pus s'écoule bien.

Jusqu'au 18 juin, rien à noter que la cessation des symptômes généraux ; la température est presque normale, la plaie diminue de longueur, on ne peut plus examiner l'état de l'os dénudé.

Le 18 juin, il survient brusquement une poussée dans la partie de la jambe qui correspond à l'union du tiers moyen avec le tiers supérieur du péroné ; un empâtement existe à ce niveau avec de la douleur et un peu de gonflement des parties molles. Cette poussée est bien isolée de la première, le gonflement fait corps avec l'os et l'os est douloureux à la pression ; on applique un vésicatoire sur ce point.

Le 19, même état ; température plus élevée d'un degré. Deux jours après, le 21, la seconde poussée inflammatoire siégeant sur la partie moyenne du péroné s'est amendée ; l'empâtement profond a diminué, la température est redescendue. Dans les jours qui suivent cette poussée se dissipe sans laisser d'autres traces qu'une sensibilité douloureuse de l'os à la pression.

Jusqu'au 26, rien de nouveau ; la plaie se ferme. En l'examinant, après un lavage à l'eau phéniquée, je découvre une petite esquille que j'extrais facilement ; elle vient de la partie inférieure du péroné et comprend une petite partie de la surface avec une petite portion inégale creusée d'alvéoles : elle a le volume d'un haricot.

A partir de ce moment, la plaie tend à se fermer ; elle l'est le 10 juillet, mais un point de la cicatrice est très aminci, facilement déprimable et je l'ouvre avec un stylet : il vient un peu de pus. J'arrive alors sur une petite surface du péroné dénudée. La fistule persiste ainsi, se fermant et s'ouvrant de temps en temps.

Le 27 juillet, je sens une partie osseuse mobile : je retire immédiatement une nouvelle esquille, comme un pois, de tissu spongieux d'un jaune noirâtre.

La fistule se cicatrisa définitivement pourtant ; malgré l'apparence de guérison, le péroné était encore douloureux dans la diaphyse, et par la pression on réveillait une douleur assez circonscrite. De plus, l'enfant éprouvait quelquefois des douleurs spontanées nocturnes qui duraient un quart d'heure, une demi-heure, puis il se rendormait.

L'exploration ne montrait aucun gonflement appréciable du corps de l'os. L'enfant gardait le lit pour ce motif.

Je quittai mon service le 15 août, les choses étaient en cet état ; à mon retour j'appris que l'enfant avait eu un second abcès, indépendant du premier dans les derniers jours d'août, et que mon collègue, M. Marchant, l'avait incisé. Il n'y eut pas d'esquille retirée et la cicatrisation se fit promptement.

Le second abcès siégeait au point où avait eu lieu la poussée secondaire que j'ai signalée : l'enfant quitta le service le 9 septembre pour aller à la convalescence ; à son retour, je l'ai repris dans mes salles pour l'examiner, et voici son état actuel.

15 *janvier* 1878. — L'enfant marche sans se fatiguer et sans éprouver de douleurs ; le membre gauche présente les particularités suivantes : les parties molles de la cuisse sont un peu moindres qu'à droite, elles offrent moins de résistance, de fermeté. Les muscles du mollet ont aussi un moindre volume, mais la jambe à ce niveau n'est pas plus grêle que l'autre ; elle est même plus volumineuse d'au moins 1 centimètre et demi, et cela tient au volume du péroné.

La peau de la jambe offre un réseau veineux parallèle à l'axe du membre placé au-devant du tibia et du péroné qui remonte vers le condyle interne du fémur.

L'exploration du squelette montre que le tibia est intact, le péroné au contraire présente une augmentation de volume dans son tiers supérieur et en bas. Dans le tiers supérieur le volume du péroné est énorme immédiatement au-dessous de l'épiphyse supérieure qu'il faut même y comprendre.

Le volume de l'os est presque comparable à celui du tibia ; sa surface est assez régulière, adhérant aux parties molles. Le péroné reprend son volume normal à l'union du quart inférieur avec les trois quarts supérieurs ; mais, en approchant du collet, il augmente de nouveau de volume et la malléole péronière est plus large qu'à droite. Le membre étant élevé, le pied dans l'abduction, on constate que le péroné mesure 26 centimètres trois quarts du côté droit, tandis qu'il en a 27 et demi à gauche, soit trois quarts de centimètres de différence ; il en résulte un phénomène tout naturel, l'articulation péronéo-tibiale supérieure est mobile par suite de l'allongement du péroné ; on peut y déterminer des mouvements de latéralité considérables dans le sens artéro-postérieur et l'on y ressent de la crépitation.

Le pied est un peu plus faible que celui du côté droit : la marche s'exécute sans claudication ; quoiqu'il n'y ait pas, à proprement parler, de déviation du pied, on constate que, pendant la marche, le condyle interne est porté un peu plus en arrière et par suite le membre est dans une rotation un peu prononcée en dedans.

OBSERVATION X. — *Ostéomyélite de l'humérus gauche.* — *Guérison sans esquilles.*

Résumé. — Garçon de quatorze ans et demi, élevé dans sa famille, d'apparence lymphatique. — Début brusque le 22 juin 1877 par une douleur à l'extrémité supérieure de l'humérus gauche, produite par une contraction musculaire énergique. Fièvre et réaction générale le 24 juin, gonflement le 25. Incision sur le col chirurgical de l'humérus le 4 juillet. J'ouvre ainsi un abcès sous-périostique dans le creux axillaire ; dénudation assez étendue de l'os. Drainage ; hémorrhagies consécutives. Après cicatrisation de la plaie, il y a des douleurs osseuses persistantes ; des troubles atrophiques musculaires et une diminution de volume de l'extrémité supérieure de l'humérus, qui paraît faire croire que le cartilage conjugal a été détruit.

Observation. — Le 3 juillet 1877, je suis demandé en consultation chez M. de V.., 2, place du Palais-Bourbon, pour son fils âgé de quatorze ans et demi. Voici les renseignements fournis : l'enfant, né d'un père rhumatisant, n'a eu, à part quelques indispositions, que la coqueluche à l'âge de quatorze mois ; il est de taille moyenne, blond, d'apparence lymphatique, mais assez vigoureux. Il se portait à merveille, lorsque, le 22 juin, s'étant rendu avec son père chez son dentiste, il s'allonge sur un canapé, le bras gauche étendu et la tête reposant sur ce bras ; il cherchait à dormir ainsi. A un appel de son père, l'enfant se lève brusquement à l'aide de la main gauche qui prend appui sur le canapé ; dans ce mouvement, il entend un craquement, a la sensation d'une déchirure et se plaint immédiatement d'une douleur qui l'empêche de se servir de son membre. Il était trois heures ; on le ramène à son domicile, et, toute la soirée, il se plaint de la même douleur.

En examinant le bras, on ne découvre rien, le point douloureux correspond exactement à l'insertion du deltoïde, à côté d'une cicatrice de vaccin qu'il a en ce point. La pression augmente la douleur ; on lui fit quelques frictions le soir.

Le lendemain, la douleur existe encore, elle ne lui permet pas d'élever le bras ; il sort dans la journée et éprouve une sensation de froid et quelques envies de vomir.

Le dimanche 24 juin, après avoir dormi la nuit, il semble à l'enfant qu'il souffre moins, mais il n'a pas d'appétit, il vomit le matin et le soir après dîner ; il mange peu d'ailleurs. Le lundi, il souffre beaucoup de l'épaule, la douleur est toujours fixée à un même point. Son médecin ne trouve ni ecchymose, ni trace de déchirures; il constate une gêne des mouvements, il n'y a pas encore de gonflement.

Le mardi, l'épaule est un peu gonflée dans la région chirurgicale du co de l'humérus : là existe une douleur très vive à la pression. Les mouvements sont arrêtés par la contracture musculaire, mais l'examen de l'articulation elle-même fait penser qu'elle est intacte. Aussi, déjà le mardi, l'idée de périostite vient-elle à l'esprit de mon confrère et se substitue à celle de rhumatisme qu'il avait eue un instant. Depuis lors jusqu'au 3 juillet, le gonflemen a gagné du côté du creux de l'aisselle, le membre supérieur s'est œdématié dans la partie inférieure du bras jusqu'à la main ; les douleurs sont, par moment, intolérables. Ni les injections morphinées ni différents narcotiques ne peuvent les calmer : l'enfant ne peut tenir à aucune place.

A mon examen, le 3 juillet, je constate un empâtement de tout le creux axillaire s'étendant sous le grand pectoral et contournant l'épaule en avant et en arrière; il occupe ainsi le tiers supérieur du bras et il lui succède un œdème très accusé dans la partie inférieure du membre.

Dans cet empâtement, qui a son plus gros volume dans le creux axillaire, je ne découvre aucune fluctuation : la peau est pourtant, au-devant, rosée et d'un blanc luisant. Les phénomènes généraux sont intenses, la fièvre très vive, la peau chaude.

Je fais, le 4 juillet, une incision de 6 à 7 centimètres, depuis le sommet du creux axillaire sur le côté interne du bras en longeant le tendon du coracobrachial, j'ouvre l'aponévrose ; faisant rejeter les parties en arrière, je me trouve très à proximité de l'artère et des nerfs satellites ; je suis le bord des fibres mucuslaires, j'arrive sur le périoste et, à ma pénible surprise, je ne rencontre pas de foyer, j'incise cette membrane et, la décollant un peu, je vois venir un flot de pus. Je constate alors avec le doigt que l'os est dénudé au niveau de son col chirurgical, dans une étendue de plusieurs centimètres.

Les phénomènes locaux et généraux sont apaisés les jours suivants ; pourtant, afin d'éviter la stagnation du pus, je dus faire, le 6 juillet, une contre-ouverture en arrière, en regard du bord axillaire de l'omoplate, et, le 8 juillet, une seconde en dedans sur le bord inférieur du grand pectoral ; des drains furent passés par ces contre-ouvertures.

Jusqu'au 15 juillet, il y eut quelques alternatives de bien et de moins bien : un jour, l'enfant a, par la plaie postérieure, une hémorrhagie considérable qui fut arrêtée par le tamponnement, mais la poche se remplit de caillots qui devinrent infects, et, le 18, l'état de l'enfant était au plus mal : nous dûmes nous arrêter un instant à la pensée de désarticuler l'épaule. Pourtant, des lavages faits avec beaucoup de précaution pour ne pas ramener l'hémorrhagie débarrassèrent peu à peu la cavité, et, finalement l'enfant s'est relevé.

Le 5 août, il se leva et partit pour Bourbonne-les-Bains le 21. Jusqu'à la cicatrisation des plaies, cet enfant a éprouvé des douleurs intolérables dans le bras : toutes les fois que l'on pressait sur l'humérus, vers le milieu de la diaphyse, il hurlait et enfin tout était cicatrisé qu'il éprouvait encore une sensibilité vive au toucher dans cette diaphyse et dans l'extrémité supérieure en particulier. En même temps que cette sensibilité, l'enfant avait presque quotidiennement des accès de douleurs spontanées durant 1/4 d'heure, une 1/2 heure. Ces accès le prenaient le jour sans motifs; il ne se servait pas encore de son membre et ressentait des élancements violents dans l'os du bras qui s'irradiaient vers le coude.

Il y a maintenant plus de sept mois du début et voici quelle est la situation de l'enfant : Il existe une atrophie considérable des muscles de l'épaule ; ceux dont le volume est le plus réduit sont le deltoïde, le gand pectoral et le sous-scapulaire autant qu'on peut en juger. Les muscles du bras sont aussi atrophiés à un degré assez accentué ; l'avant-bras est aussi plus amaigri. L'humérus est encore sensible et même un peu douloureux à une pression assez forte, au niveau du col chirurgical en dedans de l'attache du deltoïde ; mais, depuis plus de deux mois, il n'y a plus, ou que très accidentellement, des douleurs spontanées.

Les mouvements de l'épaule sont très diminués : l'élévation du bras est surtout très restreinte et, quand on veut l'exécuter, on est arrêté et il se produit des frottements articulaires secs et intenses. Malgré cet état de la jointure, je crois qu'il n'y pas eu d'arthrite purulente et que la tête de l'humérus a éprouvé des déformations qui limitent le jeu de l'articulation.

Quant à l'humérus, son volume en haut paraît réduit et à la mensuration on le trouve un peu plus court que l'autre : mais ces données ne sont pas assez précises pour leur accorder une valeur suffisante. Si elles étaient vraies, il faudrait en conclure que le cartilage épiphysaire a été détruit en partie ou modifié dans sa texture.

L'avenir pourra m'éclairer sur ce point, en me faisant constater une inégalité considérable dans la longueur des os.

OBSERVATION XI. — *Ostéomyélite du fémur droit. Guérison apparente. — Poussées secondaires deux ans plus tard ; extraction d'esquilles.*

Résumé. — Garçon, onze ans. Enfant vigoureux, habite un rez-de-chaussée humide. — Le 10 juillet 1877, contusion légère au genou droit. Le 21 il se met à boiter et est pris de douleurs vives ; dans la nuit du 21, fièvre et délire. Conduit à l'hôpital le 23. — Le 25, abcès sous-périostique de l'extrémité inférieure du fémur droit ouvert par mon ami, M. Le Dentu ; fémur dénudé ; drainage de la poche. Guérison et sortie de l'enfant le 29 septembre.

J'ai revu cet enfant en janvier 1878. Depuis son départ, il a éprouvé des crises de douleurs spontanées fréquentes. A son retour on constate une hypérostose considérable de l'extrémité inférieure du fémur, du condyle interne en particulier ; l'os est douloureux à la pression. Un repos de deux mois au lit modère cet état et l'enfant quitte l'hôpital en mars 1878.

Nouvelle poussée en avril 1879, revenu à l'hôpital ; abcès sur le condyle interne que j'ai dû inciser, et j'ai trouvé deux esquilles enclavées dans une petite cavité de la surface de ce condyle. — Sorti de l'hôpital guéri ; mais cette guérison sera-t-elle cette fois définitive ? On peut l'espérer, sans l'assurer.

Observation. — Mijon (Henri), âgé de onze ans, salle Napoléon, n° 50, entré le 23 juillet 1877, sorti le 29 octobre, rentré le 16 janvier 1878, n° 16. Les parents de cet enfant se portent bien ; habitent au rez-de-chaussée d'une maison froide et humide ; l'enfant n'a eu aucune fièvre éruptive, il n'a jamais été malade. Quinze jours avant son entrée à l'hôpital, en montant sur un omnibus, il se blesse au genou droit ; il en souffre beaucoup sur le moment, puis, toute douleur disparaît jusqu'au samedi 21 juillet ; ce jour, étant à l'école, il éprouve quelque peine à monter un escalier. Il se met à boiter brusquement et se plaint de souffrir assez pour qu'on le ramenât chez lui. Dans la soirée il souffrait beaucoup, ne pouvait tenir en place, allait d'une chaise à son lit, de son lit à une chaise : la nuit il eut de la fièvre, du délire, son genou était gonflé. On le conduisit à l'hôpital le 23 juillet ; voici quel était son état le 24 : La figure est colorée, animée ; la langue sèche, la peau chaude et le pouls fréquent ; l'enfant a chanté plusieurs fois dans la nuit, d'après le rapport de la sœur. Il se plaint de vives douleurs dans la cuisse droite. Cette cuisse est en effet gonflée dans sa moitié inférieure, et la tuméfaction est beaucoup plus accusée à la partie interne qu'en dehors : le creux poplité n'est pas soulevé et le genou ne contient pas de liquide : en haut, les limites du gonflement ne sont guère accessibles à la partie interne ; pourtant on découvre, en cherchant attentivement, un empâtement profond assez net qui paraît circonscrire la tuméfaction. En dehors la tuméfaction décroît insensiblement.

L'exploration de ces parties est extrêmement douloureuse ; toute la partie inférieure de l'os, sur laquelle j'arrête spécialement mon attention, est douloureuse mais cette douleur est infiniment plus vive immédiatement au-dessus du condyle interne et sur ce condyle qu'en dehors ; l'enfant dit qu'on lui casse la cuisse.

La peau qui recouvre la tuméfaction est d'un blanc luisant, sans rougeur ; elle offre quelques petites veines à sa surface, elle est légèrement œdémateuse à la limite du gonflement.

La recherche d'une collection est absolument négative, et comme ce gonflement n'a que deux jours de date, je renvoie au lendemain toute intervention.

Empêché le lendemain, je prie mon ami et collègue M. Le Dentu de voir cet enfant à l'hôpital : il pratique le 25 juillet une incision à la partie moyenne de la cuisse immédiatement en dedans des vaisseaux fémoraux : le pus s'écoule et il constate une dénudation du fémur dans sa partie inférieure.

Le 27 juillet, apaisement complet de la douleur, calme très grand ; l'enfant a bien dormi, la température a baissé de $2° \,^1/_2$: cet état se prolonge jusqu'au 29, jour où, le pus étant retenu dans la cavité en arrière du condyle interne, j'établis un tube à drainage sortant en ce dernier point. A partir de ce moment, cet enfant n'a eu aucune espèce de rechute : le genou ne s'est pas pris, il a gardé le drain jusque dans les premiers jours de septembre, époque à laquelle il a été retiré. Les trajets purulents se sont promptement cicatrisés sans qu'il y ait eu aucune nécrose : le 29 octobre, l'enfant quitte l'hôpital pour aller à la convalescence.

J'ai tenu à le revoir depuis, et voici ce qui s'est produit durant sa convalescence et quel est son état actuel, 16 janvier 1878.

Pendant sa convalescence et jusqu'à aujourd'hui, il marche aussi longtemps qu'il le veut sans éprouver ni gêne ni fatigue : quand on le fait marcher, on reconnaît qu'il ne boite pas, mais qu'il est devenu cagneux du genou droit et que le reste du membre, jambe et pied, est en valgus.

Pendant sa convalescence à la campagne, il souffrait presque tous les jours, sans motif, de la partie inférieure de la cuisse ; depuis quelque temps, les douleurs s'éloignent, il passe quatre à cinq jours sans douleurs. Ce ne sont ni les promenades ni les courses qui réveillent les douleurs. Elles ne se font sentir ni au milieu ni à la fin du jour, mais bien pendant la nuit, et de préférence le matin dans son lit : elles le réveillent et l'enfant les compare à des élancements assez vifs qui durent quelque temps et siègent à la partie inférieure de la cuisse en dedans.

L'exploration du membre au point de vue de la douleur fait reconnaître que la diaphyse du fémur n'est douloureuse qu'en bas et au côté interne : là, près du condyle interne existe un espace limité à une surface grande comme une pièce de deux francs où la pression sur l'os est très douloureuse ; c'est là aussi qu'est le siège des douleurs spontanées. Il n'existe d'ailleurs en ce point aucun changement dans les parties molles qui le recouvrent : en revanche, l'état actuel du membre est intéressant à étudier.

Le volume de la cuisse est moindre à droite qu'à gauche ; les muscles sont, au toucher, plus mous. Ce sont surtout ceux du mollet droit qui offrent une différence frappante à cet égard : il y a 4 centimètres de moins dans la circonférence du mollet droit.

L'examen comparatif des deux fémurs, fait aussi exactement que possible, fait découvrir une augmentation considérable de volume en faveur de l'extrémité inférieure du côté droit : le condyle interne est infiniment plus long dans le sens vertical que l'autre et il ne s'unit plus à la diaphyse comme du côté sain en présentant une encoche profonde ; un épaississement de la diaphyse a comblé cette encoche et la continuité des deux parties est directe. De même dans le sens antéro-postérieur, cette région est d'au moins un tiers plus volumineuse que l'autre. Rien d'anormal n'existe du côté du condyle externe.

L'articulation du genou est normale ; mais le mouvement de flexion ne peut être complètement exécuté : il s'arrête un peu au delà de l'angle droit ; tandis que, de l'autre côté, le talon vient s'appliquer sur la fesse. Cette diminution de la flexion a probablement pour cause l'état de l'os dont je parlais tout à l'heure : du reste le jeu du genou, dans cette limite, est facile et sans la moindre gêne.

Enfin, pour terminer et compléter cette observation, disons que la circulation veineuse superficielle est notablement plus développée à droite qu'à gauche, que des veines sous-cutanées, dilatées en ampoule, se dessinent déjà.

Quant aux longueurs proportionnelles des deux fémurs, en mesurant aussi rigoureusement que je l'ai pu, j'ai toujours trouvé 1 centimètre et demi de différence en faveur de l'os affecté antérieurement. Cette donnée confirme d'ailleurs les résultats de l'examen précédent.

Mijon est revenu à l'hôpital en avril 1879 avec une poussée nouvelle plus violente que celle de l'an dernier qui s'est terminée par un abcès placé sur le condyle interne du fémur ; il a des accès de douleurs très vives, surtout la nuit, avec des rémissions franches. — Le siège de ces douleurs est l'os. — L'abcès a été ouvert le 16 mai 1879 et j'ai trouvé deux esquilles libres à la surface de dépressions placées sur le condyle interne très hypérostosé.

Observation XII. — Ostéomyélite du tibia. — Guérison.

Résumé. — Fille de treize ans et demi, blanchisseuse, fait les courses de la maison. Bonne santé habituelle, pourtant elle est atteinte d'une scoliose vertébrale. Le 7 janvier, faux pas suivi de chute ; mais elle passa trois jours après sans souffrir. Le 10 janvier, douleurs au cou-de-pied droit, gonflement et fièvre le lendemain. Entrée à l'hôpital le 17 janvier. On trouve des phénomènes locaux peu accusés, une réaction générale médiocre. Ces raisons me font temporiser jusqu'à ce que le diagnostic soit plus précis. Le 19 janvier, incision sur la face interne du tibia. On ouvre un petit abcès sous-périostique : le tibia est dénudé dans une très faible étendue. Le 26 janvier, extraction d'une esquille libre ; à partir de ce moment, la guérison fut rapide. L'enfant quitta l'hôpital le 20 février ; elle présentait une hypérostose du tibia peu prononcée, légèrement douloureuse à la pression.

Observation. — Arminjon (Louise), âgée de treize ans et demi. Salle Sainte-Eugénie, n° 29. Entrée à l'hôpital Sainte-Eugénie le 16 janvier 1878.

Père et mère bien portants : grands-parents des deux côtés morts après l'âge de soixante-dix ans. La mère a eu cinq enfants, dont deux sont morts du croup et un autre du choléra.

Cette enfant n'a jamais eu de maladie ni de rhumastismes. Elle est repasseuse, fait les courses, mais ne se fatigue pas. Il y a huit jours, elle a fait une chute sur un trottoir par suite d'un faux pas ; ce fut le pied droit qui manqua et occasionna la chute. Le pied fut porté dans une abduction forcée. Elle se releva, continua sa course, retourna chez sa patronne, et rentra chez elle sans souffrir aucunement.

Le lendemain, elle n'eut pas de douleurs, et continua son travail comme la veille et l'avant-veille : ce ne fut que trois jours après qu'elle se plaignit de douleurs assez vives dans le cou-de-pied : en même temps parut un gonflement de cette région ; l'enfant boita en marchant, elle eut de la fièvre, de la courbature. Depuis cette époque l'enfant ne s'est pas couchée.

Un fait assez curieux à noter, c'est qu'elle souffrait beaucoup la nuit ; elle compare ses douleurs à des élancements qui l'empêchaient de garder le lit. Elle sentait le besoin de se lever et c'est aussi pour cette raison qu'elle ne se couchait pas pendant le jour.

Le siège des douleurs est toujours le cou-de-pied, elles descendent aussi vers le pied et remontent vers la jambe.

Deux ou trois mois avant sa chute, l'enfant se plaignait de ressentir dans les jambes et les bras des douleurs, qu'elle appelle des crampes, douleurs assez vives, l'empêchant presque de marcher.

Cet état m'a fait examiner la colonne vertébrale, et j'ai trouvé une scoliose assez prononcée. Ces douleurs furent temporaires.

17 janvier. Membre inférieur droit. — Il existe un œdème du pied et du cou-de-pied, assez dur, remontant jusqu'au tiers moyen de la jambe, et faisant le tour du cou-de-pied, œdème sans rougeur et peu considérable.

La pression sur les parties molles du cou-de-pied, en avant, sur les tendons est douloureuse : de même sur les parties molles, au niveau des muscles. La douleur développée par la pression sur le tibia mérite de nous arrêter : en procédant de haut en bas, on reconnaît que, nulle en haut, à l'extrémité supérieure de la diaphyse, la douleur naît vers la partie moyenne du tibia, et devient plus vive en bas, au niveau de la portion renflée de la diaphyse. La jointure est immobilisée par la contracture des fléchisseurs propres du pied ; la pression sur la plante du pied développe une douleur vers la jointure.

18 janvier. — J'observe aujourd'hui que l'examen du corps du tibia et de la diaphyse est douloureux à la pression, à partir du quart inférieur de cet os ; mais, à mesure qu'on descend, la douleur augmente sans être pourtant très prononcée. La pression sur l'épiphyse et sur la malléole est douloureuse, mais elle cesse au niveau de l'attache des ligaments, et, quand on applique la main contre le pied, il n'y a pas de douleur. Enfin on peut faire exécuter à l'articulation quelques mouvements sans douleur.

Toutes ces raisons font croire que l'articulation du cou-de-pied est saine, et que l'enfant a une affection bien nette de l'extrémité inférieure de la diaphyse. A ce niveau il y a aujourd'hui un peu d'œdème rouge et un petit ganglion dans l'aine. L'enfant a dormi, mais, le jour, elle souffre de douleurs spontanées occupant le siège osseux que j'ai indiqué.

19 janvier. — Le gonflement avec œdème du dos du pied et de la partie inférieure de la jambe persiste; une couleur rosée se dessine confusément en certaines places. La contracture des extenseurs est toujours la même, elle maintient le pied dans une position fixe, absolument immobile : celui-ci est fléchi à angle droit et ne peut être étendu.

A partir de son quart inférieur, le tibia est douloureux à la même place qu'hier, c'est-à-dire au niveau de la partie renflée de la diaphyse, en bas, au-dessus de la malléole, qui elle-même est un peu douloureuse. La douleur est extrêmement vive, quand on approche du bord antérieur du tibia. Le péroné n'a rien.

En résumé, mon diagnostic se confirme et je crois encore à une ostéomyélite placée dans le tibia avec siège et direction en arrière des gaines des tendons des extenseurs, dans la partie renflée de la diaphyse. Après avoir endormi l'enfant, je n'ai pas trouvé de pus collecté.

L'état général n'est pas mauvais, le pouls n'est pas très fréquent; l'enfant ne s'est pas plaint dans la journée, mais elle souffre souvent dans la nuit.

20 janvier. — Teinte rosée plus considérable autour du cou-de-pied, empâtement profond, douleurs très vives au tibia et au même lieu d'élection qu'hier.

22 janvier. — Il y a aujourd'hui une rougeur un peu terne sur le dos du pied, et en certains points du cou-de-pied. Examinant la partie inférieure du tibia, je l'ai trouvée toujours douloureuse. J'ai fait une incision de 4 à 5 centimètres, parallèle à l'axe de la jambe, sur la face antérieure et un peu interne, un peu au-dessus du cou-de-pied, passant en dedans des tendons extenseurs. Je suis arrivé à l'aponévrose, et il est venu un peu de pus sanieux; en examinant le fond de la plaie, j'ai senti avec le doigt une dénudation d'un centimètre environ qui a été exposée en écartant les tendons. L'os présente une couleur rosée, au pourtour le périoste est épaissi.

23 janvier. — Il y a une modification notable dans l'état local : le gonflement est tombé. Il persiste pourtant encore un peu d'œdème le long du cou de pied, dans les gaines tendineuses, ce qui semble indiquer que les gaines sont prises; en effet, la pression sur elles fait sortir un peu de pus. D'autre part, la pression sur l'os, en dehors de la plaie, à la partie postérieure du tibia, est assez douloureuse, de telle sorte que le travail d'ostéite persiste encore.

L'état général est bon.

25 janvier. — L'enfant va beaucoup mieux aujourd'hui, l'œdème a bien diminué, ainsi que le gonflement.

26 janvier. — Le gonflement est considérablement tombé : au milieu des bourgeons de la plaie, je retire une petite esquille du volume d'un haricot.

A partir de ce moment, la guérison a été rapide, et l'enfant, en quittant l'hôpital, présente un gonflement de la partie antérieure de l'épiphyse du tibia. Cette hypérostose est douloureuse à la pression. J'ai recommandé à cette enfant de ne pas marcher avant la disparition de toute sensibilité.

Elle sort le 20 février.

Observation XIII. — *Ostéomyélite du tibia gauche, secondaire du radius gauche. Guérison avec extraction d'esquilles de la surface du tibia, et hypérostose de la diaphyse de cet os.*

Résumé. — Garçon de six ans, chétif. Rougeole six semaines avant de tomber malade. Le 1er décembre il se plaint de douleurs au pied gauche. On le fait rester au lit et il survient une fièvre vive avec délire. La jambe gauche devient le siège d'un gonflement. Entré à l'hôpital le 11 décembre 1877. — Abcès sous-périostique volumineux placé sur le tibia depuis son épiphyse supérieure jusqu'à la partie moyenne. Il existe en même temps un abcès sous-périostique placé au-devant de l'extrémité inférieure du radius gauche. Incision de ces deux abcès. — Après quelques alternatives d'espoir et d'inquiétude, la tendance à la guérison s'accentue, et elle n'est entravée par aucun incident autre que l'extraction de deux esquilles libres le 1er février. L'une de ces esquilles a 2 centimètres de long et 4 millimètres de large; elles viennent l'une et l'autre du tibia. Le radius n'en a pas fourni. — Une hypérostose assez marquée existe au tibia; elle était accompagnée de douleurs assez marquées; l'enfant a été tenu au lit pendant deux mois après la cicatrisation des plaies : sous l'influence du repos absolu les douleurs à la pression ont disparu, et il m'a semblé que l'hypérostose était moins volumineuse.

Observation. — Vergier (Jean-Auguste), âgé de six ans, salle Napoléon, n. 2, entré à l'hôpital Sainte-Eugénie le 10 décembre 1877.

Père bien portant, mère morte il y a trois ans de la poitrine. Grands-parents paternels et maternels bien portants. Depuis trois ans, cet enfant est d'un caractère triste, sombre, jouant fort peu. Il n'a eu que la rougeole, il y a six semaines, qui s'est bien terminée. Depuis, l'enfant ne s'est pas fatigué. Il y a dix jours, il a fait sans fatigue une courte promenade, et est rentré en se plaignant du pied; les jours suivants, il est resté au lit avec une fièvre intense, délire et des douleurs très vives, surtout la nuit. La jambe gauche se mit alors à gonfler, les nuits furent de plus en plus agitées : l'appétit était perdu. Avant l'accident, l'enfant n'avait jamais eu de rhumatisme ni d'affection à la jambe.

11 décembre 1877. — *État actuel, jambe gauche.* — Il existe un gonflement à partir de la partie supérieure jusqu'à la partie inférieure : au niveau de ce gonflement, la peau est rouge, luisante. Les limites de la partie gonflée ne sont ni en haut ni en bas terminées par un rebord dur. C'est un gonflement en fuseau, régulier.

Dans cette partie gonflée, on trouve manifestement un très gros abcès, occupant la face interne du tibia, ayant une assez grande étendue : cet abcès est placé au-devant de la diaphyse : ainsi que le gonflement, l'abcès a pour limite en haut l'épiphyse du tibia dont on retrouve et dont on suit facilement les formes sans provoquer de douleur.

Le siège de ce gonflement indique bien que le mal a débuté à l'union de la diaphyse avec l'épiphyse, et a descendu le long de la diaphyse. Les articulations tibio-tarsiennes et du genou sont saines. Dilatation vasculaire assez prononcée depuis le pied jusqu'au gonflement; un peu de douleur au pli de l'aine; les ganglions sont un peu engorgés.

Avant-bras gauche. — L'avant-bras gauche est gonflé dans sa partie inférieure; le gonflement est plus prononcé à la partie postérieure. Il commence au-dessus de l'épiphyse du radius, et remonte parallèlement à cet os, jusqu'à son tiers moyen. Aucune rougeur à la peau, légèrement œdémateuse.

Dans ce gonflement on découvre manifestement une collection profonde placée profondément sur la face antérieure du radius. Ainsi, là comme à la jambe, lésion née dans la diaphyse qui est douloureuse et gonflée.

Une incision a été faite à la jambe, et on a pu voir l'os dénudé dans une étendue de 8 à 10 centimètres, sur sa crête, ses faces interne, externe, et peut-être postérieure. Une autre incision a été faite à partir du quart inférieur de l'avant-bras, dans le quart moyen, et est allée ouvrir à travers les muscles un abcès profond de l'espace interosseux.

13 décembre. — L'état général est meilleur, la fièvre est moins vive, la température est à 39°.

18 décembre. — Pas de réaction générale ; au fond de la plaie de la jambe, le tibia est à nu dans une étendue de 5 à 6 centimètres. Sa surface est d'un blanc mat, surtout dans une partie de la surface de l'os : à côté, la coloration est moins blanche et on aperçoit quelques petites taches légèrement rosées. On voit les orifices elliptiques des canaux de Havers colorés en rose.

Cet état est un indice certain que l'exfoliation de l'os sera limitée. La plaie du poignet tend à se refermer.

22 décembre. — La plaie de la jambe va bien : dans les parties dénudées du tibia et exposées au fond de la plaie, j'ai parlé de deux couches, l'une blanche qui conserve la même couleur et indique probablement une portion nécrosée. La seconde est un peu plus colorée, rosée : de plus, sous une mince lamelle, on aperçoit des lignes rosées dans une partie d'une coloration plus grise.

26 décembre. — Le tibia est toujours à découvert dans le fond de la plaie, malgré les bourgeons considérables des bords. J'avais indiqué que deux parties étaient d'une couleur différente : l'une qui avait une teinte grise, rosée par places, offre maintenant des taches franchement rouges, grosses comme la tête d'une épingle, rondes ou allongées. Ces taches ne sont pas encore à la surface de l'os ; une mince lamelle osseuse les sépare de l'extérieur ; mais cette lamelle va être résorbée, par le même procédé qui agrandit les canaux de Havers. Ce travail est un travail de dissolution, et a pour but de favoriser l'union des bourgeons de l'os avec les bourgeons charnus de la plaie et du périoste confondus, pour recouvrir l'os dénudé. On peut compter une quinzaine de taches rouges ; il existe encore des parties d'un blanc mat, mais moins nombreuses qu'il y a quelques jours.

29 décembre. — Du côté de la plaie, la dénudation diminue ; il sort par la surface osseuse dénudée, au niveau des taches rouges, des bourgeons formant des saillies brillantes, comme une tête de mouche ; d'autres sont plus plats. Sur la partie qui a été d'un blanc mat on voit déjà une teinte différente, au travers de laquelle se découvre une coloration rosée.

16 janvier 1878. — Le poignet est guéri, à la jambe le tibia est aussi recouvert, la cicatrisation est presque complète. Il restera peut-être encore quelque temps une petite fistulette sur l'os. La diaphyse du tibia est augmentée de volume dans une étendue de 2 pouces, de haut en bas, à partir du tiers supérieur de l'os : elle est mamelonnée, inégale et douloureuse à la pression.

1er février 1878. — Au moment où la plaie de la jambe touche à la fin, j'extrais de sa surface deux petits séquestres très superficiels, correspondant à la diaphyse du tibia, et probablement à la face interne de cet os. L'un d'eux a 2 centimètres de longueur, 4 millimètres de largeur : il est très mince, ses bords sont pointus, déchiquetés ; par places il présente des orifices arrondis.

L'une de ses faces est la face même de la diaphyse, parfaitement unie, l'autre est irrégulière et formée par un tissu aréolaire.

Le second séquestre est large, et presque aussi long : ses bords sont irréguliers ; l'une de ses faces est celle du tibia ; elle est lisse, unie ; l'autre est inégale, présente des crêtes, de grands sillons parallèles qui paraissent correspondre aux canaux de Havers. Celui-ci est plus épais que le premier. Ces séquestres ont mis un mois et vingt jours à se détacher spontanément.

21 février. — Tout marche vers la guérison ; il n'est pas sorti de nouvelles esquilles. L'hypérostose que j'ai déjà signalée est encore plus considérable, elle s'étend plus bas, vers la partie inférieure de la diaphyse : elle procède donc de haut en bas. Elle arrive à près d'un pouce du sommet de la malléole : elle a pour limite un bourrelet dur, circonférenciel, se terminant insensiblement, du côté de la partie inférieure de l'os. Au-devant de cette partie hypérostosée, la peau glisse aisément sur elle ; pourtant on remarque quelquefois un peu d'œdème à ce niveau. Pas de douleurs spontanées ni à la pression ; l'enfant garde toujours le lit.

1er mars. — Il est sorti aujourd'hui une troisième petite esquille grosse comme une lentille.

11 mars. — La plaie supérieure est réduite à un bourgeon charnu ; la portion da la diaphyse placée au-dessous de la plaie est tuméfiée jusqu'à un travers de doigt de la base de la malléole interne. Je découvre aujourd'hui un petit abcès sur la face antérieure du tibia à la partie inférieure du gonflement : après son ouverture, l'os n'est pas à découvert.

20 mars. — Toutes les plaies sont cicatrisées ; l'hypérostose du tibia est considérable ; elle est irrégulière et douloureuse à la pression. A partir de ce moment, il a paru se faire, sous l'influence du séjour au lit, un travail de diminution sensible de l'hypérostose de la diaphyse du tibia, et nous croyons constater, un mois et demi plus tard, le 1er mai, que la diaphyse de cet os a éprouvé une diminution de volume très sensible. De plus la pression et la percussion ne réveillent aucune douleur. On peut considérer l'enfant comme guéri.

Longueur du tibia gauche.......... 0,23 centimètres.
     —   droit............ 0,22   —

OBSERVATION XIV. *Ostéomyélite du fémur et de la clavicule gauches.* **Mort.**

Résumé. — Garçon de six ans et demi, chétif ; parents très malheureux. Sans causes appréciables, il se plaint de la cuisse gauche, et se met à boiter le 12 juillet. Est admis à l'hôpital le 17. — Gonflement œdémateux de la cuisse gauche ; coloration rosée et veines dilatées. Douleur à la pression du grand trochanter et de la diaphyse du fémur. Contracture et douleurs qui rendent impossibles les mouvements de la hanche. — Douleur sur la clavicule gauche sans gonflement ni rougeur. — Le 21 juillet, fluctuation profonde à la partie antérieure et supérieure de la cuisse : ouverture de l'abcès par une incision qui passe en dehors de la fémorale. — Contre-ouverture en arrière et drainage. — Le 22, abcès sur la partie interne de la clavicule, ouverture. — Diarrhée abondante ; mort le 24 juillet.

Autopsie. — Infiltration purulente de la clavicule, décollement épiphysaire interne. — Extrémité supérieure du fémur en partie dénudée et infiltrée de pus dans l'intérieur : articulation coxo-fémorale purulente. — Abcès métastatiques dans les poumons. — Rien au cœur.

Observation. — André (René), âgé de six ans et demi, salle Napoléon, n° 1. — Entré le 17 juillet 1877 : Hôpital Sainte-Eugénie.

Enfant très chétif, sur lequel la mère fournit les renseignements suivants : Il a eu à un an une coqueluche très violente suivie de la rougeole ; il s'enrhume facilement chaque hiver ; ses parents sont très malheureux. Il y a cinq jours, sans motif appréciable, cet enfant se plaignit de la cuisse gauche et se mit à boiter. Il a marché ainsi difficilement pendant deux jours, puis un gonflement s'est montré, on l'a conduit à l'hôpital le 17 juillet.

Voici son état à l'entrée : la cuisse gauche présente un gonflement considérable, surtout marqué à la partie supérieure et à la face interne ; la peau offre une légère coloration rosée en ce dernier point, et est parcourue par quelques veines : de là, le gonflement descend, en diminuant, jusqu'au tiers inférieur de la cuisse ; il est œdémateux et nullement circonscrit par un bord dur.

Le genou est sain ; le grand trochanter n'est pas compris dans le gonflement, mais la pression sur cette éminence réveille de vives douleurs, ainsi que dans le trajet de l'os correspondant au gonflement. Malgré l'œdème de la partie supérieure de la cuisse, il n'existe pas de fluctuation.

L'enfant ressent d'ailleurs une très vive douleur dans le membre affecté, le moindre attouchement lui fait pousser des cris horribles. Néanmoins, en cherchant une fluctuation profonde à la partie interne de la cuisse, je ne puis la découvrir, malgré tout le soin apporté : les mouvements de la hanche sont absolument impossibles, à cause de la contracture et de l'état douloureux. En même temps cet enfant se plaint d'une douleur dans l'épaule gauche où l'on ne trouve ni gonflement ni rougeur, mais simplement un peu de difficulté dans les mouvements. La figure de cet enfant exprime l'anxiété, elle est anémiée ; la langue est sèche ; le pouls est à 140, la température à 39°, il gémit continuellement et ne dort pas.

Le diagnostic ne pouvait laisser de doute que sur un point, relatif à l'état de la hanche ; mais tout portait à croire que cette articulation était déjà atteinte et que l'ostéomyélite de l'extrémité supérieure du fémur s'était propagée à la hanche. Aucune résolution ne fut prise, avant l'apparition de l'abcès qui fut ouvert le 21 juillet.

Ce jour-là, on constatait que le volume de la cuisse avait augmenté, la rougeur était moindre, l'œdème persistait avec les mêmes caractères. Une fluctuation profonde était reconnaissable à la partie antérieure et supérieure de la cuisse, en arrière des vaisseaux fémoraux ; cette collection ne paraissait pas réductible : elle fut ouverte en pénétrant en dehors de l'artère à 1 centimètre environ.

Le foyer ne paraît pas communiquer avec l'articulation, mais le doigt introduit dans la cavité permet de reconnaître que le fémur est dénudé sur sa face antérieure et au-dessous du petit trochanter. Une contre-ouverture est faite en arrière des adducteurs, et un tube à drainage passé de l'un à l'autre orifice.

22 *juillet.* — L'état général ne s'est pas amélioré, la langue est toujours sèche, la peau brûlante, la température s'élève à 40°,2, le pouls à 136. La douleur de l'articulation scapulo-humérale semble avoir disparu hier, mais aujourd'hui, nous constatons, à notre grande surprise, sur la face antérieure et interne de la clavicule gauche un abcès allongé transversalement, qui, ouvert, per-

met de trouver l'extrémité de la clavicule dénudée, et l'articulation sterno-claviculaire pleine de pus. L'enfant a eu de la diarrhée et des vomissements ; l'auscultation révèle dans la poitrine des râles sous-crépitants aux deux bases.

24 *juillet*. — Même état local, même état général ; souffle tubaire dans le poumon droit, avec râles sous-crépitants dans son tiers moyen.

26 *juillet*. — La suppuration est fétide au niveau de la hanche, le pus sort mélangé à des caillots noirâtres; il y a une diarrhée abondante; l'enfant succombe le 21 juillet.

Autopsie.

Clavicule. — Complètement privée de son périoste dans les trois quarts internes, la clavicule est entourée par le foyer purulent.

L'articulation sterno-claviculaire est profondément atteinte, remplie de pus ; le fibro-cartilage a disparu, ou il en reste à peine des traces. L'épiphyse interne de la clavicule s'est détachée de la diaphyse ; on n'en retrouve plus que des débris.

En faisant éclater le corps de la clavicule, on trouve du pus dans les aréoles du tissu spongieux jusqu'à son tiers externe.

Fémur. — La tête du fémur n'est pas tout à fait privée de son cartilage, mais celui-ci est usé, érodé ; le fond de la cavité est rugueux, l'arrière-cavité est à peu près dépouillée de son coussin cellulo-adipeux, le ligament rond n'a pas de résistance et se déchire sans effort. Les parties voisines de l'articulation sont grisâtres, mollasses, infiltrées de sanie purulente.

Le fémur est dénudé dans son tiers supérieur à partir du petit trochanter, et il existe une communication à ce niveau avec la cavité articulaire : le périoste est détruit dans presque toute cette dénudation sauf en arrière, vers la ligne âpre, où il y a encore en quelques points des lambeaux adhérents. Après avoir enlevé cet os, et en avoir fait une coupe, on constate une infiltration purulente dans le tissu spongieux à partir du cartilage épiphysaire. Le cartilage est détruit en deux endroits, et le noyau épiphysaire de la tête fémorale présente quelques taches jaunâtres d'infiltration purulente.

Dans le canal médullaire, la moelle a une coloration d'un rouge intense dans la moitié supérieure de l'os ; de plus il existe deux petits abcès ; l'un, placé en haut à la limite de ce canal, a le volume d'un gros pois.

Le tissu compact est raréfié près du petit trochanter, et il existe là de grosses cellules pleines de fongosités, et aboutissant à des ouvertures extérieures. La partie inférieure du fémur est saine.

La veine fémorale est oblitérée par un caillot fibrineux qui commence à la région poplitée et présente quelques points de diffluence vers la racine de la cuisse ; ce caillot cesse dans l'iliaque.

Viscères. — Deux abcès métastatiques volumineux existent dans le poumon droit vers la partie moyenne : la base de ce poumon est friable et congestionnée. Dans le poumon gauche, on trouve un assez grand nombre de petits abcès disséminés dans son lobe supérieur et moyen.

Le foie et les reins n'ont rien d'anormal.

Pas d'épanchement péricardique, ni d'altérations valvulaires.

Observation XV. — *Ostéomyélite du tibia droit. Mort.*

Résumé. — Garçon de quatre ans, en ville. — Fils de parents aisés, sans antécédents rhumatismaux ni scrofuleux. — Sans aucune cause connue, il ressent une douleur vive au genou. Il a de la fièvre, de l'excitation et du délire. — Je le vois le 27 décembre. — Empâtement circonférenciel au-dessous du genou droit ; la peau était blanche ; un peu d'œdème ; quelques veines dilatées ; douleurs à la pression sur le tibia, surtout à la partie supérieure. — Le 28, fluctuation profonde ; incision le long du bord interne du tibia, depuis l'épiphyse supérieure. Collection sous le périoste en arrière ; décollement de 5 à 6 centimètres.

Mort le 9 janvier : une endocardite s'était manifestée vers le 1er janvier et un peu plus tard des symptômes de pleuro-pneumonie. Il n'y eut pas d'autopsie.

Observation. — Le 27 décembre 1877, j'ai vu avec mon éminent collègue de l'hôpital Sainte-Eugénie, M. Bergeron, un enfant de quatre ans, habitant 39, boulevard de Strasbourg, chez ses parents, personnes fort aisées ; la mère nous raconta que l'enfant était très délicat, très nerveux, et qu'il n'avait eu que la coqueluche à l'âge de trois ans. Quinze jours avant sa maladie, il fut enrhumé, et M. Boureau, leur médecin, eut la crainte de la rougeole. Mais aucune éruption ne parut, et l'enfant sortit huit jours après.

Le 22 décembre, cet enfant ressent brusquement une douleur au genou droit : il ne s'était mouillé ni ce jour-là, ni auparavant ; l'appartement des parents est très aéré, et il n'avait été exposé à aucune fatigue. Cette douleur dura quatre jours, sans que l'on constatât de gonflement : pourtant l'enfant a eu de la fièvre dès le premier jour, et une excitation très grande : les nuits étaient sans sommeil, il délirait, avec des soubresauts : on crut avec beaucoup d'apparences de raison à un rhumatisme articulaire aigu. Le quatrième jour, un gonflement s'étant dessiné au-dessous du genou, M. Bergeron fut demandé en consultation, et ne s'y trompa pas ; il reconnut l'affection grave du squelette, et me pria de m'adjoindre à lui. Le 27 décembre, l'état de l'enfant était le suivant : localement, il existait au-dessous du genou droit un empâtement circonférenciel, avec une tension des muscles postérieurs de la jambe, au niveau du mollet. La peau était blanche, parcourue par quelques veines et présentait un léger œdème, jusqu'au milieu de la jambe, le genou était sain.

L'exploration du tibia par la pression méthodique était très douloureuse, plus douloureuse à l'extrémité supérieure de la diaphyse que plus bas ; en vain je cherchai une fluctuation profonde dans l'espace placé au-dessus de la ligne oblique d'insertion du muscle soléaire, je ne la trouvai pas, et nous renvoyâmes au lendemain toute décision à l'égard de l'intervention. Le lendemain, l'enfant avait passé une nuit affreuse dans une agitation incessante, sa température s'élevait à 40°, et localement je crus reconnaître une fluctuation profonde ; j'incisai le long du bord interne du tibia, depuis l'épiphyse supérieure ; après avoir ouvert l'aponévrose avec une sonde cannelée, j'ouvris une collection sous-périostique placée tout à fait en arrière ; la face postérieure du tibia était décollée dans une longueur de 5 à 6 centimètres, et le décollement se continuait sur la face externe de l'os, de telle sorte qu'il me fut facile de passer le drain dans l'espace interosseux. A cette époque, malgré tout mon désir, je n'avais pas encore osé mettre en pratique la trépanation.

J'ai revu cet enfant deux fois seulement jusqu'à sa mort, qui a eu lieu le 9 janvier ; l'opération avait été pratiquée le 28 décembre. L'incision n'apporta aucune modification, à peine y eut-il un léger amendement le lendemain de l'ouverture de l'abcès. Mais le décollement ne fit pas de progrès, et le genou n'eut aucune atteinte.

Il n'y eut pas non plus de poussées nouvelles vers d'autres os, mais il se produisit une endocardite qui devint manifeste vers le 1er janvier ; un peu plus tard, il y eut aussi dans la poitrine du côté droit des symptômes de pleuro-pneumonie, en rapport probablement avec l'existence de quelque abcès d'infection purulente.

L'autopsie n'a pas été faite.

OBSERVATION XVI. — *Ostéomyélite du fémur gauche. Mort.*

Résumé. — Fille de huit ans et demi. Entrée le 24 avril à Sainte-Eugénie. — Pas de renseignements autres que très malade depuis huit jours. — A son arrivée, abcès sous-périostique volumineux terminé par un relief dur à la partie externe du membre. Longue incision à la partie interne et moyenne de la cuisse. Le 26, phlébite de la veine crurale : œdème de la jambe et du pied. — Le 27, arthrite purulente du genou. — Le 1er mai, douleurs et gonflement du coude droit ; œdème du membre inférieur gauche et de la paroi de l'abdomen du même côté ; érysipèle autour de l'incision. — Symptômes de pyohémie. Mort le 7 mai.

Autopsie. — Abcès métastatiques dans les poumons, dans le rein droit. — Suppuration dans le canal médullaire du fémur. Deux cavités purulentes existent dans l'épiphyse et dans le bulbe, l'une au-dessus, l'autre au-dessous du cartilage conjugal ; elles communiquent entre elles. Pus dans l'articulation du genou. Arthrite purulente du coude.

Observation. — Damiens (Marie-Caroline) âgée de huit ans et demi, salle Sainte-Eugénie, n° 24, entrée à l'hôpital Sainte-Eugénie le 24 avril 1876.

Je n'ai pu avoir sur les antécédents de cette enfant aucun autre renseignement que celui-ci : elle est malade depuis huit jours et son mal a débuté par une douleur au niveau du genou. Il s'est produit très rapidement un gonflement qui s'est propagé à la partie supérieure de la cuisse.

25 *avril.* — Voici son état actuel : la cuisse du côté gauche a, dans sa partie inférieure, un volume considérable ; cette augmentation de volume commence au genou et diminue seulement au niveau de la partie moyenne de la cuisse.

Ce gonflement est limité à la partie supérieure par un épaississement profond, considérable ; on sent un relief dur, inégal, très apparent, à la partie externe du membre.

La peau de la cuisse n'a pas changé de couleur ; on remarque seulement quelques veines qui n'existent pas de l'autre côté.

La fluctuation est évidente, elle se reconnaît le long de la gaine des vaisseaux fémoraux. De plus, quand on exerce une compression sur la poche, on n'augmente pas le volume de l'articulation du genou, et enfin, si on fait comprimer la poche fémorale par les mains d'un aide, on ne trouve pas de fluctuation dans la cavité articulaire. Pour ces motifs, je ne crois pas à une communication avec la jointure.

L'état général de cette enfant est mauvais ; elle a une fièvre intense avec une haute température ; elle est abattue, accablée, comme si elle avait une fièvre typhoïde.

Une longue incision est pratiquée à la partie interne et moyenne de la cuisse, au-dessous des vaisseaux fémoraux. La collection contient une grande quantité de pus fétide. Avec le doigt on trouve le fémur dénudé dans sa partie inférieure et particulièrement en arrière ; il n'est pas nécessaire de faire une contre-ouverture.

26 avril. — Détente très marquée, la température a baissé de près de deux degrés, l'enfant a dormi la nuit ; localement, l'engorgement a cessé ; pourtant je remarque une légère tuméfaction le long des vaisseaux fémoraux, tuméfaction douloureuse qui remonte jusqu'à l'arcade crurale. Il existe, à n'en pas douter, un peu de phlébite de la veine crurale et, en effet, le pied et la jambe sont un peu œdémateux ; cet état ne m'avait pas frappé la veille.

27 avril. — L'enfant a eu un frisson dans la soirée ; ce frisson a duré un quart d'heure, elle a pourtant passé une assez bonne nuit, elle avait mangé la veille. L'œdème de la jambe est considérable, et l'état de la veine fémorale se prolonge le long de l'iliaque externe que l'on reconnaît bien en déprimant la paroi abdominale ; de plus le genou a gonflé depuis hier et il est fluctuant en dehors de l'œdème qui l'entoure.

En auscultant la poitrine vers laquelle l'attention est attirée par une certaine gêne de la respiration, je suis étonné de la matité et du souffle qui existent dans une partie limitée à la partie moyenne du poumon droit ; quelques râles secs et fins existent avec ce souffle. Pour cette raison, je rejette l'idée de l'amputation au tiers supérieur ou de la désarticulation de la hanche qui me paraissaient l'unique ressource dans la situation actuelle.

29 avril. — Nouveaux frissons la veille, température élevée, l'état local n'a pas changé, la poitrine présente du côté droit d'assez nombreux râles mélangés de souffle comme la veille.

1er mai. — Douleur au niveau du coude droit, gonflement dans le cul-de-sac placé en dedans et en dehors de l'olécrane, œdème considérable de la jambe et du pied gauches, œdème de la paroi abdominale du même côté ; un peu d'érysipèle au pourtour des lèvres de l'incision, l'écoulement ne diminue pas et est toujours purulent.

5 mai. — Depuis le 1er, l'enfant a eu deux ou trois frissons, l'érysipèle a augmenté autour de la plaie sur la partie postérieure et interne de la cuisse. Le côté gauche de la poitrine présente maintenant de nombreux râles muqueux à sa partie inférieure. L'enfant succombe le 7 mai au matin.

Autopsie.

8 mai. — *Viscères.* — *Poumons.* — Il n'y a pas d'adhérences pleurales ; le poumon droit présente deux cavités dans son lobe moyen, l'une a le volume d'une noisette, elle est pleine de pus, la seconde plus petite ne se montre qu'après lavage. Autour d'elles le poumon est hépatisé et tombe par petits fragments au fond de l'eau.

La base de ce poumon est d'un rouge vineux, elle crépite. Le poumon gauche présente un certain nombre de petits noyaux noirs ; quelques-uns ont un centre jaune.

Cœur. — Le péricarde présente de petites plaques laiteuses sur son feuillet viscéral, il contient une certaine quantité de liquide louche. Le cœur est normal ainsi que le foie et la rate.

Reins. — Dans le rein droit, il existe deux petits abcès gros comme un pois dans la substance corticale ; le rein gauche n'a rien d'anormal.

Membre inférieur gauche. — Le fémur est dépouillé de son périoste presque dans toute l'étendue des deux tiers inférieurs de la diaphyse ; on en retrouve une longue bande appliquée sur l'os en arrière, sur la ligne âpre.

La partie du périoste décollée est détruite et l'os baigne dans une vaste cavité purulente.

En haut aux limites de ce décollement le périoste et les fibres musculaires qui s'insèrent sur lui sont infiltrés et considérablement épaissis ; le périoste forme sur l'os un bourrelet résistant criant sous le scalpel ; à sa face profonde on distingue déjà une mince couche d'os nouveau.

On ne découvre aucune perforation faisant communiquer l'articulation du genou avec cette cavité purulente : le genou est ouvert et on le trouve plein de pus. La synoviale est légèrement injectée dans les culs-de-sac.

Une coupe médiane de la diaphyse du fémur passant entre les deux condyles fait découvrir une suppuration de la moelle du canal médullaire : le pus forme une nappe jaune verdâtre à la périphérie de la moelle dans une étendue de 2 à 3 centimètres en bas.

Au centre la moelle est d'un rouge vif.

Le tissu spongieux de la diaphyse présente deux cavités purulentes sous le cartilage épiphysaire et, en regard d'elles, ce cartilage a disparu dans une étendue de deux centimètres environ. Ces deux collections communiquent aussi avec une cavité allongée placée dans le tissu spongieux interposé entre les deux cartilages, épiphysaire et diarthrodial : dans le reste de l'épiphyse on trouve en quelques points de petits noyaux d'infiltration purulente.

Le cartilage diarthrodial présente, en regard de la cavité dont je parlais tout à l'heure, cinq dépressions en godet auxquelles succèdent de petits canaux qui traversent le cartilage et aboutissent à des alvéoles dilatées purulentes. Ce sont ces communications qui ont produit l'arthrite purulente.

Le coude du côté droit contient du pus sans altération de la synoviale ni des cartilages articulaires.

OBSERVATION XVII. — *Ostéomyélite du fémur gauche.* — *Décollement complet de la tête du fémur.* — *Mort.*

Résumé. — Garçon de six ans. A eu une fièvre typhoïde deux ans avant l'ostéomyélite. — Début sans cause par douleur suivie de claudication et gonflement de la partie supérieure de la cuisse gauche le 1ᵉʳ mai 1876. Entré le 11 mai ; le 12, l'examen local révèle l'existence d'un vaste abcès sous-périostique terminé inférieurement par un gros bourrelet ; le genou est intact. — L'auscultation révèle dans la poitrine des signes de pleuro-pneumonie pyohémique. Mort le 13.

Autopsie. — Abcès métastatiques dans les poumons et les reins. Pleurésie à gauche. Cœur normal. — Dénudation du fémur à sa partie supérieure ; l'abcès sous-périostique communique avec l'articulation de la hanche. Décollement complet de la tête du fémur (voir dessin, pl. V) ; infiltration purulente du tissu spongieux de l'extrémité supérieure du fémur ; pus dans le canal médullaire.

Observation. — Grimm (Paul-Jean), âgé de six ans, salle Napoléon, n° 35,
entré à l'hôpital Sainte-Eugénie le 11 mai 1876.

Cet enfant n'a eu, à part quelques rhumes, qu'une rougeole à l'âge de trois
ans. Il y a environ deux mois il contracta une fièvre typhoïde assez sérieuse.
Au dire des parents, il s'était remis complètement, lorsqu'il y a dix jours, il
s'est plaint, sans causes, de douleurs vives dans le membre inférieur du côté
gauche ; en même temps il se mit à boiter. On le coucha le lendemain et on
s'aperçut que la cuisse du même côté était gonflée.

On le porta à l'hôpital le 11 mai et voici son état le 12.

L'enfant a une apparence chétive ; il est pâle, décoloré, avec une expression
faciale triste, il ne se plaint pas et souffre beaucoup moins aujourd'hui, au
dire des parents, qu'il y a trois ou quatre jours.

Son pouls est fréquent et faible. En découvrant la cuisse, on reconnaît une
tuméfaction énorme, étendue depuis la partie supérieure jusqu'à son quart
inférieur. Cette tuméfaction comprend la totalité de la circonférence du
membre ; en bas, elle est limitée par un relief assez dur, profondément placé
autour du fémur. La peau de cette tuméfaction a sa couleur ordinaire : par
transparence on voit se dessiner un réseau vasculaire à mailles polygonales
qui remonte sur la face antérieure vers le pli de l'aine.

Au toucher cette tuméfaction n'offre pas une grande consistance et on y
reconnaît promptement une fluctuation profonde facile à constater dans plusieurs points autour du membre.

Le siège de cette vaste collection étant très élevé, j'ai dû chercher si elle ne
communiquait pas avec la hanche. Je ne suis arrivé à rien de suffisamment
précis ; pourtant l'absence de gonflement en avant, du côté de la tête du fémur,
de même qu'en arrière du grand trochanter, me fait penser que la hanche
n'est pas en cause.

Le genou est intact. Cet examen n'est pas très douloureux ; pourtant, quand
on appuie sur le corps du fémur au-dessous de la tuméfaction, de même
que sur le grand trochanter, l'enfant pousse des cris assez forts.

L'abcès est incisé largement en dehors, au-dessous du grand trochanter ;
il sort une quantité considérable de pus. Avec le doigt on reconnaît alors que
le fémur est dénudé dans toute sa circonférence en haut et on arrive jusqu'au
niveau du petit trochanter ; à la partie moyenne de l'os, la dénudation cesse
au niveau de la ligne âpre. Un gros tube à drainage est placé entre les lèvres
de l'incision qui occupe la partie la plus déclive de la poche.

Le 13, l'enfant est très affaissé, il n'a voulu prendre que deux bouillons la
veille, sa respiration est anxieuse, gênée ; la sœur me dit qu'il a beaucoup
toussé dans la journée. J'examine la poitrine et je trouve une matité occupant
la moitié inférieure de la poitrine avec souffle et égophonie du côté gauche.
A droite, il existe des râles sous-crépitants nombreux à la base. L'auscultation du cœur n'indique rien d'appréciable. L'état de la cuisse n'offre rien à
noter que le dégorgement du membre ; pourtant il existe un peu d'œdème à la
jambe et au pied.

Alimentation et alcool furent les seules prescriptions.

L'enfant succomba dans la journée du 13.

Autopsie.

Viscères thoraciques. — A gauche, épanchement considérable dans la plèvre,
de couleur louche, avec beaucoup de fausses membranes, qui nagent dans le

liquide. Le poumon du même côté présente à la surface du lobe inférieur de petits infarctus superficiels ; incisés, on trouve du pus au centre de quelques-uns d'entre eux.

Le poumon droit présente une congestion très marquée dans tout son lobe inférieur ; à la pression il crépite encore, mais à la coupe il en sort un liquide sanguinolent et spumeux, sa friabilité est plus grande.

Dans le lobe supérieur on trouve deux cavités grosses comme une noisette pleines de pus et à côté d'elles de petits infarctus superficiels noirs et jaunes au centre.

Le cœur n'offre pas de lésions dans les orifices de ses cavités ; mais, à la coupe, la fibre musculaire est pâle, décolorée. Dans le pericarde il y a un épanchement d'une cuillerée environ d'un liquide citrin.

Le foie, la rate, ne présentent pas d'abcès ; les reins, au contraire, présentent l'un et l'autre plusieurs petits abcès placés dans la substance corticale ; leur cavité est à peine formée, la substance tubuleuse est moins rouge que d'habitude.

Membre inférieur gauche. — En agrandissant la cavité incisée, on reconnaît que le fémur est dénudé dans la partie supérieure de la diaphyse, sauf au point où les muscles s'insèrent à la ligne âpre.

Le grand et le petit trochanter ont conservé leur périchondre ; sur le col fémoral, le périoste n'existe plus sur la face antéro-supérieure, et il y a là une vaste ouverture dans la synoviale ; l'articulation de la hanche est pleine de pus.

La portion du périoste qui reste adhérente au col se fixe au pourtour de la tête du fémur et la maintient en place.

Cette tête, en effet, est séparée du col dans tout [le reste de son étendue ; il existe un décollement épiphysaire complet, sauf dans le point que j'indique.

La tête du fémur présente une série d'altérations : son cartilage diarthrodial a perdu sa couleur et son élasticité dans toute son étendue, il est coloré par places et présente des taches rosées. Il conserve l'impression de l'ongle.

De plus, il offre une dépression assez étendue en godet, d'environ 3/4 de centimètre de diamètre et de 1 millimètre de profondeur : le fond est constitué par une mince couche de cartilage, couche transparente et qui se continue avec le reste du cartilage.

Cette dépression ne contient aucun détritus : à côté d'elle se trouvent de nouvelles dépressions plus petites, de véritables petits godets présentant les mêmes caractères. Quand on fait une coupe du cartilage au niveau de ces godets, on reconnaît qu'à leur niveau le cartilage est aminci et qu'il repose directement sur l'os ; il se fait donc une disparition du cartilage de sa face adhérente vers sa partie superficielle. La grande dépression est placée à 1 centimètre du ligament rond.

Outre ces dépressions, le cartilage diarthrodial présente près de sa circonférence une série d'orifices au nombre d'une vingtaine environ ; quelques-uns de ces orifices reçoivent la tête d'une épingle. Ils sont parfaitement circulaires et chacun d'eux est l'ouverture d'un canal ; les canaux très courts ou plus longs sont cylindriques et se terminent à la surface sous-cartilagineuse de l'os qui est exubérante en ce point.

Dans l'intérieur de ces canaux on trouve quelquefois une substance grise ou jaune qui n'est autre que du pus concret.

Quand on soulève la tête fémorale presque entièrement décollée, on reconnaît que le cartilage épiphysaire a presque totalement disparu ; quelques plaques ramollies existent çà et là, adhérentes à la tête. Une coupe de la tête du fémur montre le tissu réticulé coloré en jaune et infiltré de pus.

La surface du col en rapport avec la tête au niveau du cartilage épiphysaire est inégale, un peu mamelonnée, grisâtre.

Une coupe médiane du col du fémur et de la diaphyse fait aussi reconnaître que le tissu réticulé est infiltré de pus dans sa presque totalité ; çà et là, il offre de grandes taches jaunes au lieu de sa coloration ordinaire, rosée. Dans le canal médullaire, à son origine supérieure, on trouve une cavité grosse comme un haricot, pleine de pus verdâtre qui s'écoule sous un filet d'eau.

Au-dessous la moelle est diffluente, d'un gris sale ou d'un rouge vif ; on retrouve encore une petite traînée de pus, vers le milieu du canal diaphysaire.

L'extrémité inférieure est normale, l'articulation du genou ne contient aucun liquide.

OBSERVATION XVIII. — Ostéomyélite du fémur droit. — Mort.

Résumé. — Fille de treize ans et demi, assez forte, en apprentissage depuis deux mois : son travail n'est pas fatigant. — Pas de traces de scrofule ni de rhumatisme antérieur. Début par courbature et fièvre le 21 janvier 1877 ; le 22 gonflement de la partie inférieure de la cuisse droite ; entre à l'hôpital le 24, service de M. Bergeron. Le 25, M. Bergeron est frappé de la gravité de son état et de la marche foudroyante des accidents. — Elle succombe le 26.

Autopsie. — Abcès sous-périostique dans le creux poplité, bien limité à la partie du fémur qui correspond à l'écartement des deux branches de la ligne âpre. Les vaisseaux qui sortent de l'os à la limite de l'abcès sont entourés d'une couche de pus. — A la coupe le fémur présente à son extrémité inférieure une suppuration diffuse qui remonte dans le canal médullaire (voir dessin, pl. III, fig. 2), et, fait important, cette suppuration remonte beaucoup plus loin dans l'os que ne le traduit l'abcès sous-périostique, qui est très limité et peu étendu. — Articulation du genou saine. — Enfin on trouve des lésions vasculaires dans le membre ; quelques collections purulentes sous-cutanées au membre supérieur gauche et à la cuisse gauche. — Congestion intense des poumons gauches ; pleurésie purulente. — Cœur sain.

Observation. — Le 24 janvier 1877, entre à l'hôpital Sainte-Eugénie, salle Sainte-Mathilde, n° 1, service de M. Bergeron, une enfant de treize ans et demi, présentant de la fièvre, du délire, et une tuméfaction douloureuse de la partie inférieure de la cuisse droite.

Habituellement bien portante, cette enfant n'a eu qu'une rougeole en 1870 ; elle est entrée en apprentissage, il y a deux mois ; son travail n'est pas fatigant, jamais elle n'a été surmenée.

Il y a trois jours, sans cause appréciable, elle ressentit de la fièvre, un malaise général ; le lendemain, la cuisse droite devint douloureuse, la fièvre augmenta et elle tomba dans le délire le surlendemain.

Au moment de son entrée, l'enfant est abattue, les pupilles sont dilatées, le pouls fréquent, la langue est saburrale, sans sécheresse ; le ventre est souple, pas de diarrhée. Délire dans la journée et, le soir, face vultueuse, couverte de sueur. La respiration est précipitée, 48 inspirations par minute : le pouls est à 140, la température s'élève à 40°,8.

La jambe droite, un peu œdématiée, est légèrement fléchie sur la cuisse, qui est dans l'abduction, fléchie elle-même sur le bassin, le genou reposant sur le lit par sa face externe.

Le tiers inférieur de la cuisse de ce côté est tuméfié sans changement de coloration de la peau : à ce niveau le membre a pris une forme cylindrique. La moindre pression y provoque une douleur extrêmement vive : quelques veines superficielles sont dilatées le long de la jambe ; pas d'induration du côté de la saphène interne.

A l'auscultation, respiration courte, sèche, sans râles ; en arrière, submatité de la base gauche avec crépitation fine. Rien au poumon droit, rien d'appréciable à la région cardiaque.

25 janvier. — L'enfant a passé la nuit dans le subdélirium : elle est mieux ce matin, mais les réponses sont parfois incertaines.

Le visage a pâli, les yeux sont excavés, la physionomie porte l'empreinte de la douleur ; les gémissements sont incessants ; même état du membre qu'hier ; on ne perçoit pas de fluctuation.

Empâtement douloureux à la partie externe de la cuisse gauche sans changement de coloration de la peau ; la douleur siège un peu au-dessous du grand trochanter. Au niveau des coudes, de chaque côté de l'olécrane, il y a de la rénitence avec un peu de rougeur de la peau : les mouvements de ces deux articulations sont très douloureux.

L'enfant tombe dans le coma dans le courant de la journée, et meurt à neuf heures du soir.

Autopsie.

Membre inférieur droit. — La face profonde de la peau est parcourue par une série de vaisseaux capillaires, les veines sont dilatées par un sang bleu à demi coagulé.

La surface externe de l'aponévrose présente une vascularisation normale : les capillaires sont très développés. Sous l'aponévrose et autour des muscles, existe un peu de liquide qui infiltre les espaces intermusculaires.

La surface externe du périoste qui recouvre la face antérieure de la partie inférieure du fémur, ne présente pas une union aussi intime avec les muscles voisins : la fibre musculaire qui touche au périoste, se déchire très facilement au niveau de ses insertions. Le périoste présente une vascularisation remarquable ; un nombre considérable de petits vaisseaux forment des réseaux d'un rouge inflammatoire et donnent au périoste une couleur bien différente de celle qu'il a ordinairement. Celui-ci adhère cependant à l'os.

Vers l'extrémité inférieure du membre droit, à la partie postérieure du fémur correspondante à l'espace placé entre les deux lèvres de la ligne âpre, on s'aperçoit que le périoste est soulevé par une petite collection qui, ouverte, laisse écouler un pus épais, grisâtre et mal lié, poisseux et adhérent. Au niveau de cette collection, le périoste est complètement décollé dans un espace de 5 centimètres en long, et de 4 en travers : cette collection répond en bas au cartilage épiphysaire. Lorsque, par le lavage, on chasse le pus de cette poche, on reconnaît qu'une partie des connexions du périoste avec l'os, sont encore conservées, et qu'une série de liens, recouverts de pus, s'engagent dans les canaux de Havers dilatés ; la surface de l'os dénudé présente un piqueté remarquable. Les canaux de Havers sont pleins de pus, et sans vaisseaux en quelques points, avec des vaisseaux en d'autres.

Par une coupe médiane antéro-postérieure, on reconnaît :

1° Que le cartilage diarthrodial de l'extrémité inférieure du fémur est sain ; il a conservé tous ses caractères physiques ;

2° Que le tissu spongieux placé entre le cartilage diarthrodial et épiphysaire présente une rougeur franchement inflammatoire générale, intense et uniforme, presque sans nuances ; les espaces du tissu réticulé comparés à ceux du côté sain, paraissent un peu agrandis : je n'ai trouvé de pus dans aucun point de l'épiphyse ;

3° Le cartilage conjugal est en partie sain et en partie altéré : en effet, la face qui regarde la diaphyse est encore adhérente sur la coupe, mais si on cherche à la désunir, on arrive plus facilement à le faire, en certains points, du moins, et alors on reconnaît que la surface de l'os ne reste pas adhérente au cartilage, qu'elle offre un aspect mamelonné très curieux. Les mamelons sont séparés par des dépressions correspondantes : dans quelques-unes, il y a déjà du pus concret. Néanmoins, l'adhérence de l'os avec le cartilage est assez grande pour qu'on ne puisse les séparer qu'à coups de marteau. Le cartilage épiphysaire n'est pas rouge ; il a toute sa résistance ; toutes les lésions sont surtout dans l'os au-dessous de lui ;

4° Le tissu spongieux renflé de la diaphyse représente une infiltration purulente extrêmement intense. A la coupe, on ne voit qu'une grande tache d'un jaune vif, sur laquelle tranchent quelques taches rouges. (V. dessin.)

Cette infiltration purulente devient moins intense vers la diaphyse où la coupe présente alors une moelle d'un rouge très vif ; l'infiltration purulente se remarque jusque dans la première partie du canal médullaire. Elle forme là des traînées, englobées dans la substance rouge.

Par le lavage, on débarrasse en partie le pus des points qu'il occupe, et on reconnaît alors que le canal médullaire est très élargi, que le tissu réticulé osseux a presque complètement disparu dans le tiers supérieur de ce canal. On reconnaît enfin un agrandissement considérable du tissu réticulé de la partie renflée de la diaphyse. Le tissu compact est blanc comme de l'ivoire dans cette coupe ; nous avons vu qu'il était raréfié à la surface qui fait paroi de l'abcès.

Articulation du genou. — Parfaitement saine.

État des vaisseaux. — 1° Dans l'os. A la partie supérieure du décollement périostique, je dissèque avec difficultés quelques petites veines qui s'engagent dans l'os par des orifices ; elles sont remplies de caillots noirs et durs, ne faisant qu'un avec la paroi. A côté, certains trous de l'os dilaté sont vides, et nous avons vu que, plus bas, les vaisseaux qui vont de l'os au périoste soulevé sont entourés d'une couche de pus. J'ai suivi deux de ces veines qui se rendent dans un tronc plus considérable également coagulé, se jetant dans la veine poplitée.

La gaine des vaisseaux, depuis le haut du membre jusqu'à l'anneau du soléaire, montre la surface de l'artère et de la veine couverte de petits capillaires dilatés : le tissu cellulaire est épaissi, infiltré, et, quand on arrive vers le creux poplité, la paroi de la veine paraît comparable à celle de l'artère pour la consistance. Les petites veines qui se rendent au creux poplité, et celles qui en partent, sont dilatées en ampoules, oblitérées, et, en quelques points, leur caillot est blanc et diffluent.

La veine poplitée, quand on l'ouvre, est remplie par des caillots très mous, colorés en lie de vin, adhérents à la paroi de la veine, et lorsqu'on l'étale, on découvre que la veine est rouge : par le lavage, la veine étant incisée, on enlève très difficilement les caillots qui adhèrent à la face interne ; c'est au niveau des valvules que ces caillots sont le plus adhérents.

On remarque que toutes les branches qui partent de cette veine sont oblitérées. L'articulation du genou est absolument saine. Elle ne contient qu'un peu plus de sérosité jaunâtre que de coutume.

Au coude gauche, en arrière et en dehors, au niveau de l'anconé, existe un petit abcès : la moitié du muscle qui l'avoisine est très ramollie. La cavité de l'abcès s'étend jusqu'au cul-de-sac de la synoviale, mais ne pénètre pas dans la jointure, qui est saine.

Collection purulente en nappe à la face externe de la cuisse gauche, au-dessous du grand trochanter, entre la peau et l'aponévrose.

Un peu d'épanchement purulent dans la plèvre gauche.

Congestion intense du lobe inférieur du poumon de ce côté ; rien à droite.

Le cœur, le foie, les reins, la rate et le cerveau ne présentent rien de particulier.

OBSERVATION XIX. — *Ostéomyélite du radius droit.* — *Mort.*

Résumé. — Fille de treize ans et demi. Enfant très développée et de belle apparence ; a toujours été d'une très bonne santé. — Le 8 janvier 1878, chute sur l'avant-bras droit ; le soir elle écrivait une longue lettre sans douleur. — Le 9, douleurs très violentes. On la conduit à l'hôpital le 13 et, à ma visite du lendemain, je la trouve en pleine asphyxie. Elle succombe dans la journée. L'avant-bras droit présente les symptômes d'un phlegmon diffus ayant pour origine une ostéomyélite du radius.

Autopsie. — Pus infiltrant le radius ; ramollissement hémorrhagique de la moelle et pus dans le canal médullaire. Abcès sous-périostique autour du radius. Phlébite des veines de l'avant-bras.

Poumons. — Jamais je n'ai vu autant d'infarctus et d'abcès métastatiques que dans ce cas. Le péricarde contient du pus. Il existe des abcès métastatiques dans les parois du cœur, dans les colonnes charnues.

En résumé, cas foudroyant ; il y a eu une pyohémie suraiguë sans plaie extérieure.

Observation. — Guéniot (Maria), treize ans et demi, demeurant à Paris, rue Bichat, entrée à l'hôpital Sainte-Eugénie, le 13 janvier 1878, salle Sainte-Eugénie, n° 29.

Morte le 14 janvier.

Enfant forte, de belle apparence ; elle a treize ans et demi, et le développement de ses formes indique qu'elle est proche de la puberté. Elle ne porte aucune trace de scrofule, aucune cicatrice ; elle n'a jamais eu que la rougeole en janvier 1877. Elle habite au sixième étage un logement aéré, n'a jamais eu de rhumatismes ni même de douleurs vagues ; elle va à l'école et ne se fatigue pas.

Le mardi 8 janvier, à cinq heures, en revenant de l'école, elle est poussée par son frère ; elle tombe, et dans sa chute l'avant-bras droit, qui était au-devant de sa poitrine, rencontra le palier ; la main n'a pas été en cause. Elle se releva, souffrant un peu de cet avant-bras droit, et ressentant un peu d'engourdissement. Le soir elle ne s'en plaignait plus et put écrire sous la dictée de sa mère une lettre d'affaires.

Le lendemain, mercredi, elle se leva sans douleurs, se rendit à l'école, et écrivit environ deux heures dans la matinée : elle souffrait en écrivant. A midi, les douleurs devinrent plus vives : on lui fit placer l'avant-bras sous la pompe de la cour de l'école, et elle supporta plus d'une heure ce traitement. Comme elle souffrait encore, on lui recouvrit l'avant-bras de compresses d'eau froide renouvelées jusqu'à quatre heures : elle rentra chez elle, l'a-vant-bras était un peu gonflé, raide, et elle y ressentait de violentes dou-leurs.

Un médecin, appelé le lendemain, fit placer des cataplasmes et ordonna le séjour au lit ; depuis, les phénomènes locaux se sont aggravés sans que l'état général parût très inquiétant.

Pourtant, le dimanche 13 janvier elle était essoufflée, haletante ; on la conduisit à l'hôpital dans la journée.

14 janvier. — On est frappé par la coloration asphyxique de la figure ; les lèvres sont violacées, livides, les yeux saillants, très humides ; les veines du cou se gonflent à chaque acte respiratoire. La respiration est difficile par les mucosités bronchiques qui laissent entendre un bruit de va-et-vient. Le pouls est à peine sensible à la radiale ; on compte 160 à la fémorale. L'auscul-tation fait découvrir la présence de râles sibilants et muqueux mélangés à de gros rhoncus dans toute l'étendue des deux poumons. Malgré cet état, l'en-fant répond bien aux questions qu'on lui pose, et, par moments, la figure prend une meilleure apparence. — L'avant-bras ne porte aucune trace de contusion, et la recherche d'une fracture serait bien difficile dans le gonfle-ment qui y existe : l'enfant s'est d'ailleurs servie longuement de la main pour écrire, après l'accident ; par conséquent tout fait croire qu'il n'existe pas de fracture. Le gonflement comprend tout l'avant-bras, il descend sur le dos de la main et remonte sur le bras jusqu'à l'aisselle, en suivant le faisceau vascu-laire et nerveux ; il comprend à la fois la longueur et la circonférence de l'avant-bras ; il est plus accentué dans la région antérieure, vers son milieu et dans le bas qu'en arrière et sur les côtés.

La peau du membre a une coloration violacée, livide par plaques se conti-nuant avec d'autres plaques d'un rouge sombre ; cette couleur existe à peine sur la face postérieure. Le long du bras, la peau offre aussi en regard du gonflement une rougeur terne.

Le gonflement de l'avant-bras offre une tension considérable, plus pro noncée en avant, vers son milieu et sa partie inférieure.

Il n'y a pour ainsi dire pas d'œdème, tant les parties sont tendues ; l'œdème existe, au contraire, le long du bras. La recherche d'une collection profonde est négative à cause de la tension, et pourtant je soupçonne son existence dans l'espace interosseux. L'examen des os, du radius en particulier, révèle une douleur assez vive siégeant dans son quart inférieur ; la pression exercée sur le trajet de cet os, de bas en haut, montre que la douleur est infiniment plus forte à la partie inférieure, au-dessus de l'épiphyse qu'ailleurs. La douleur existe cependant sur tous les points de l'avant-bras et sur le trajet du cubitus, mais elle n'est pas aussi accusée que dans la région radiale, où elle fait pousser des cris à l'enfant ; au bras, l'empâtement qui suit les vaisseaux est dur, et paraît comprendre les vaisseaux eux-mêmes. Cet examen me conduit à croire à une ostéomyélite radiale, compliquée de phlébite avec pyohémie : mais en présence d'un état aussi grave, je considère qu'aucune intervention ne doit avoir lieu : l'enfant succombe dans la journée, à deux heures.

Autopsie.

15 janvier. — *Viscères. Cœur.* — Le péricarde est plein de pus séreux, mélangé à des grumeaux et des fausses membranes molles qui nagent dans le pus; le feuillet viscéral est recouvert d'une fausse membrane jaunâtre, molle, épaisse de près de 1 millimètre, qui le recouvre dans presque toute son étendue; il ressemble à la caillette des ruminants.

Le feuillet pariétal est infiltré de sang par places, de l'étendue d'une pièce de 1 franc; ces infiltrations sont noires au centre.

Sur le bord droit du cœur, il existe trois petits abcès superficiels placés sous le péricarde; autour d'eux, les fibres musculaires paraissent saines.

Enfin, dans la paroi du ventricule gauche existe près de la base un infarctus gros comme une noisette; son centre est purulent; les fibres musculaires sont détruites à son niveau ou infiltrées de pus.

Poumons. — Aucune adhérence dans la plèvre gauche, pas d'épanchement dans cette cavité; pourtant la surface pleurale de ce poumon présente un nombre considérable de petites taches sanguines, noirâtres; chacune d'elles correspond à un infarctus pulmonaire. Le poumon en est rempli dans toute sa hauteur; c'est un véritable semis.

Quelques-uns de ces infarctus, gros comme un pois ou davantage, présentent déjà un noyau jaunâtre ou purulent à leur centre.

Le poumon droit adhère partiellement à la plèvre, il y a une infiltration purulente des fausses membranes. A la coupe, on y trouve aussi des noyaux très nombreux, acquérant quelquefois le volume d'une noisette, et en pleine suppuration. Le poumon crépite entre les noyaux purulents ou sanguins.

Reins. — Les deux substances de chaque rein sont très congestionnées à la surface; il existe des arborisations très marquées, et même des infarctus tout récemment produits.

Foie. — Le foie est aussi très congestionné et très foncé en couleur; il ne possède ni infarctus ni abcès.

Rate. — La rate ne présente aucune lésion.

Membre supérieur droit. — *Avant-bras.* — Le tissu cellulaire sous-cutané est infiltré d'une sérosité jaunâtre, épaisse, adhérente; l'aponévrose antibrachiale a pris la même couleur jaunâtre. Elle est très vasculaire par de fines arborisations qu'on retrouve très accusées sur les parois de la bourse séreuse rétro-olécranienne, sans qu'il y ait d'épanchement dans cette cavité séreuse. Les veines sous-cutanées ne contiennent pas de caillots. Sous l'aponévrose les espaces musculaires et tendineux sont également remplis par une matière plastique adhérente. Les muscles de la région antérieure, en particulier, le long fléchisseur propre du pouce, sont décolorés et friables.

Les veines musculaires et les veines profondes de l'avant-bras sont oblitérées par des caillots moins adhérents, et leur paroi paraît épaissie. Une collection purulente existe sur la face antérieure du tiers inférieur du radius : elle occupe l'espace inter-osseux et renferme une faible quantité de pus couleur lie de vin, roussâtre, poisseux. Ce pus repose sur le radius dont le périoste a disparu sur cette face, depuis le bulbe de l'épiphyse jusqu'à son tiers moyen; la dénudation de l'os n'est que partielle, et comprend depuis le bord interosseux, la face antérieure ou interne et une partie du bord externe. Elle ne comprend pas dans le tiers inférieur la partie de la face postérieure la plus rapprochée du bord interosseux : dans cette partie dénudée, le périoste est en grande partie détruit et la collection a pour paroi une partie des fibres musculaires du fléchisseur propre du pouce qui forme une surface excavée, inégale, recouverte de pus de couleur rouille.

Au-dessus de la dénudation, le périoste est un peu infiltré et se détache facilement.

Radius. — La partie dénudée du radius n'offre pas une coloration d'un blanc mat, mais une couleur gris-blanc, et même rosée; à sa surface, on voit de petites stries de 1 à 2 millimètres de long, rosées et plus foncées, et même de petites taches qui paraissent vues par transparence. Dans la portion dénudée, la couleur de l'os est plus blanche, moins rosée, et la striation est moins apparente. En faisant éclater l'os avec précaution, ou en enlevant une partie du tissu osseux avec un fort couteau, on trouve qu'il existe du pus dans le tissu aréolaire de l'extrémité inférieure de la diaphyse; ce pus a une coloration gris sale et jaunâtre; il n'est pas en collection, mais est répandu dans toute l'épaisseur de cette région. En remontant vers le canal médullaire, on trouve un liquide sanieux à la limite inférieure de ce canal.

La moelle présente une infiltration sanieuse qui la rend diffluente en bas ; il y a deux petites infiltrations sanguines et, au-dessus, à la limite de la portion dénudée elle est extrêmement rouge.

Une coupe de l'épiphyse inférieure montre que le cartilage épiphysaire ou conjugal n'a pas changé de couleur, qu'il adhère normalement à l'os par ses deux faces, et qu'une couche osseuse, paraissant saine, de 2 millimètres environ d'épaisseur, le sépare de la partie spongieuse où apparaît une coloration rouge, et, un peu plus bas, du pus infiltrant le tissu spongieux. Le tissu spongieux, placé entre le cartilage conjugal et le diarthrodial, est entièrement normal.

L'articulation du poignet ne présente aucune altération.

La partie supérieure du radius n'a rien à noter ; ses cartilages sont normaux.

Cubitus. — Examiné sur différentes coupes, il offre une moelle d'un rouge plus vif que celui de la moelle ordinaire ; le périoste est sain, mais la surface de l'os offre des stries rouges plus nombreuses que d'habitude. Tout porte à croire qu'il commençait à se prendre.

Bras. — Le paquet vasculo-nerveux présente, autour des vaisseaux, dans la gaine qui les contient, une vascularisation extrêmement prononcée; cette vascularisation s'étend aux parois artérielles et veineuses, aux premières surtout. Elle gagne même le nerf médian; sur le névrilème, on trouve des vaisseaux dilatés, gorgés de sang, formant un réseau considérable qui pénètre au milieu des faisceaux des nerfs.

Les veines humérales présentent çà et là quelques caillots adhérents et décolorés : les ganglions axillaires sont tuméfiés et rouges.

L'humérus est sain : la moelle offre une coloration pâle, très anémique, avec une grande quantité de liquide huileux.

OBSERVATION XX. — Ostéomyélite du tibia. — Amputation. — Mort.

Résumé. — Fille, douze ans. — Enfant assez développée, maigre et pâle. — Pas de traces de scrofule. — Aucune cause n'a contribué au développement de l'affection. — Début brusque le 19 mars 1879, par une forte fièvre. — Le lendemain gonflement à la partie supérieure de la jambe droite avec douleur. — Le 24 mars un médecin de la ville fait six petites incisions pour ouvrir un vaste abcès sous-périostique. — Entrée à l'hôpital, 29 mars. — Je la trouve, le 30, avec un décollement de presque tout le tibia, un épanchement purulent du genou et du cou-de-pied. — Son état général est désespéré, pleurésie à droite, congestion pulmonaire à gauche. — Toute intervention me paraît inutile, et pourtant, le père étant venu à l'hôpital, je cédai devant son désespoir, je pratiquai l'amputation de la cuisse à la partie moyenne. — Elle a vécu jusqu'au 21 avril. — *Autopsie.* — Membre amputé. Tibia infiltré de pus à ses deux extrémités, suppuration de toute la moelle du canal médullaire; altéraration des cartilages conjugaux et diarthrodiaux. Articulation du genou et cou-de-pied suppurées. — Abcès métastatiques dans les poumons, les reins.

Observation. — Cagnat (Eugénie), âgée de douze ans, entre à l'hôpital Sainte-Eugénie, le 29 mars 1879, salle Sainte-Eugénie, 25. — La mère de cette enfant est actuellement poitrinaire et au lit, son père se porte bien. Elle a eu une première enfance difficile, la rougeole à l'âge d'un an, la coqueluche à l'âge de trois ans. — A partir de cinq ans, elle a joui d'une santé passable jusqu'à ces derniers jours. — Elle ne travaillait pas encore au dehors de chez elle et ne sortait que pour aller à l'école. Elle ne s'est pas refroidie et on ne trouve aucune cause à son affection. — Le début en a été brusque et remonte au 19 mars; une forte fièvre s'est déclarée ce jour-là et le lendemain la jambe droite commençait à gonfler par la partie supérieure; il y avait en même temps des vomissements, une grande agitation et de très fortes douleurs qu'exaspéraient les mouvements. — Le 21 on appelle un médecin qui fait appliquer simplement des cataplasmes sur la jambe. — Le lundi 24 mars, le médecin pratique six incisions étroites, par lesquelles il s'écoule une grande quantité de pus mêlé à du sang. Il se produit à la suite une légère amélioration; mais bientôt les accidents reprennent une nouvelle intensité. On conduit la malade à l'hôpital le 29 mars.

Le dimanche 30, je procède d'abord à l'examen local. — La jambe droite est modérément gonflée dans toute son étendue, le genou est distendu et le gonflement s'étend au quart inférieur de la cuisse. Pareillement en bas, le cou-de-pied est tuméfié, et tout porte à croire qu'il existe un épanchement dans l'articulation tibio-tarsienne; sur la peau de la jambe on aperçoit la trace des incisions, il en est trois qui sont encore ouvertes et il s'échappe du pus; il sort également des lambeaux de tissu cellulaire mortifié. — Le doigt, introduit sous la peau par une de ces ouvertures, découvre une dénudation du tibia, qui comprend la presque totalité de la diaphyse; le genou est distendu et fluctuant. Vers son côté interne existe une crépitation fine, emphysémateuse assez étendue. Enfin, l'exploration de la veine fémorale révèle un peu de sensibilité à la partie inférieure de la cuisse, sans qu'on puisse y trouver un cordon proprement dit. Toutes mes explorations ne sont pas douloureuses, c'est qu'en effet cette fillette est dans un état d'affaissement extrême; sa figure est blanche, décolorée, son pouls arrive à 150 et mes internes ne peuvent pas plus que moi analyser à l'auscultation l'état de son cœur. — Du côté de la poitrine, on trouve à gauche des râles sibilants et ronflants dans presque toute l'étendue du poumon, qui indiquent une congestion pulmonaire générale voisine de la broncho-pneumonie. — A droite, matité absolue à la base dans le tiers inférieur de la poitrine, avec souffle tubaire, égophonie.

En présence d'un état aussi grave, je renonce d'abord à toute intervention: il me paraît certain que la mort est prochaine et que toute tentative ne saurait l'empêcher. Arrive à l'hôpital le père dont elle est l'unique enfant, et je suis contraint de lui faire ce pénible aveu. — Ses prières, ses supplications m'émeuvent; après de nouvelles hésitations je me décide tristement et avec peine à faire l'amputation de la cuisse. — L'amputation est pratiquée à la partie moyenne par la méthode à deux lambeaux, grand lambeau antérieur et lam beau postérieur moins important. Pansement de Lister.

Je résume les suites : Depuis l'amputation, c'est-à-dire depuis le 30 mars jusqu'au 3 avril, elle entra dans une voie d'amélioration qui me parut satisfaisante. Je crus même obtenir une réunion presque totale du moignon. Elle prenait une alimentation en quantité suffisante; son pouls était moins fréquent; sa température était tantôt très élevée et tantôt plus basse. — La respiration était meilleure. Mais les 3 et 4 avril, elle commence à tousser d'une manière incessante jour et nuit; son pouls devient irrégulier et intermittent, d'une fréquence extrême.

Je prie mon honorable maître, M. Bergeron, de me donner un avis médical. Il trouve, dans la poitrine, à droite une pleurésie probablement purulente et à gauche une congestion générale. Elle prend de l'eau-de-vie à forte dose ; M. Bergeron conseille un vomitif pour le jour même. — Du 5 au 15 avril, elle traverse, à peu près dans le même état, une période qui tantôt nous donne quelque espoir et le lendemain nous enlève toute sécurité. — A cette date, au 15 avril, les lambeaux, qui étaient réunis en grande partie, se désunissent complètement et se rétractent les jours suivants; la suppuration de la plaie diminue. L'état général de l'enfant s'aggrave sans cesse; elle succombe le 21 avril.

Autopsie.

Après l'amputation, le membre enlevé a été examiné. L'articulation du genou est pleine de pus, sans fongosité des parties molles et l'on découvre tout de suite, sur le plateau supérieur du tibia, plusieurs ulcérations du cartilage diarthrodial. Le tibia est dénudé dans la majeure partie des faces de sa diaphyse; le périoste est conservé dans l'espace placé au-dessus de la ligne oblique de cet os et sur les bords où il reste des bandes de cette membrane. Partout ailleurs le périoste est détruit, et ce sont les surfaces des tissus qui forment les parois de l'abcès. L'articulation tibio-tarsienne est pleine de pus. — A la coupe du tibia, on trouve du pus dans toute la longueur du canal médullaire, la moelle est ramollie et d'une couleur jaune sale, infiltrée de pus dans toutes ses parties. Le tissu spongieux placé à l'union de la diaphyse avec l'épiphyse supérieure, au niveau du bulbe par conséquent, présente une cavité du volume d'une noisette pleine de pus, et il existe déjà comme une membrane molle qui la tapisse. Cette cavité est séparée du cartilage conjugal par une couche d'un quart de centimètre de tissu osseux. Le cartilage conjugal est détruit dans un espace central de 1 centimètre environ, et le tissu osseux de l'épiphyse est infiltré de pus en regard de cet espace; il y a aussi dans l'épiphyse deux petites cavités purulentes, qui ont les dimensions d'une lentille. Enfin, les ulcérations du cartilage diarthrodial sont placées en regard de la suppuration du tissu spongieux de l'épiphyse. — Ainsi l'arthrite du genou est le résultat de cette perforation épiphysaire.

Dans l'épiphyse inférieure, il existe également une infiltration purulente, mais je n'ai pu trouver de communication avec l'article. Le cartilage conjugal inférieur est aussi détruit en un point vers le centre.

Poumons. — Les poumons présentent un très grand nombre d'abcès métastatiques ; quelques-uns ont le volume d'une noisette et présentent un pus crémeux. — Quelques adhérences pleurales existent; du côté droit il y a une pleurésie purulente.

Le cœur n'offre pas d'altérations valvulaires, mais il existe une coloration pâle très marquée du muscle cardiaque ; le péricarde renferme un épanchement séreux abondant.

Le foie est gras et volumineux, il ne contient pas d'abcès. Les reins au contraire présentent de nombreux abcès miliaires ; dans le rein droit il en est deux du volume d'une petite cerise.

Enfin les vaisseaux fémoraux du côté malade ne présentaient pas de coagulations.

Observation XXI. — Ostéomyélite primitive de la colonne vertébrale ; ostéomyélites consécutives du tibia et du péroné droits, du radius gauche. — Mort.

Résumé. — Garçon de douze ans, bien portant d'habitude, pas de traces de scrofule. Le 13 décembre chute sur le côté de sa hauteur ; a continué à marcher. Le lendemain, il boite et se plaint du côté. — Le 15 décembre, il est obligé de prendre le lit à cause de la violence des douleurs ; fièvre et réaction générale assez intense le 16 décembre. — Entré à l'hôpital le 21 décembre, examiné le 22. Cet examen offre des difficultés et un grand intérêt. J'émets l'idée, après discussion motivée, d'une affection aiguë d'un corps vertébral. L'enfant est suivi jour par jour avec grand soin. Les phénomènes locaux dans la région lombaire s'accentuent chaque jour. Le 6 janvier, j'ouvre un vaste abcès placé sous la masse sacro-lombaire gauche : avec le doigt je découvre une dénudation vertébrale. Pendant cette période écoulée depuis le 22 décembre jusqu'au 9 janvier, il s'est produit une pneumonie double d'origine pyohémique. Dans la suite sont apparues des complications pyohémiques de tout ordre : arthrites suppurées de l'épaule droite, du genou droit dont la synoviale se rompt et déverse le pus dans la cuisse, de l'articulation tibio-tarsienne droite; abcès sous-cutané de la cuisse gauche ; emphysème de la cuisse. Enfin ostéomyélite secondaire du radius gauche. Des désordres se montrent dans le cœur et ont persisté depuis le début. — Mort le 27 janvier.

L'autopsie montre les lésions curieuses du corps vertébral de la troisième vertèbre lombaire, qui ont été les lésions primitives. Elles ont été reproduites dans une planche (planche I) et je les ai longuement décrites dans l'observation. Les veines vertébrales sont enflammées, détruites et pleines de pus ; un fibro-cartilage vertébral est partiellement détruit. Le tibia droit à son extrémité supérieure, le péroné droit à son extrémité inférieure, le radius gauche à son extrémité inférieure ont été atteints d'ostéomyélites secondaires. — Enfin abcès métastatiques dans les poumons, les reins. Endocardite valvulaire.

Observation. — Davier (Jules-Léon), âgé de douze ans, salle Napoléon, n° 8, entré à l'hôpital Sainte-Eugénie le 21 décembre 1877.

Cet enfant, qui est intelligent, raconte bien son histoire : après une chute de sa hauteur par terre, il y a huit jours, il a continué le même jour à jouer et à marcher comme s'il n'avait rien : la chute a donc été légère, elle a eu lieu sur le côté. Le lendemain, il s'est levé, mais il a boité un peu et a déjà souffert dans le côté; il a néanmoins continué à marcher. Le jour suivant, cela lui a été impossible et il fut obligé de se mettre au lit où il est resté jusqu'à aujourd'hui. Les douleurs ont été vives dans les premiers jours et les mouvements les réveillaient. Mais maintenant elles le sont bien moins et apparaissent seulement dans les mouvements du corps. Leur siège est le côté gauche, à la région rénale, et elles ne se sont jamais irradiées dans la jambe ni dans la cuisse. L'enfant, au début, n'a pas eu de frisson ; la fièvre ne s'est montrée que trois jours avant son entrée à l'hôpital.

22 *décembre.* — Voici son état actuel : l'enfant, couché sur le dos, peut allonger complètement le membre droit, mais non le membre gauche : celui-ci est fléchi sur le bassin à angle droit et ne peut être allongé. Non seulement la cuisse est fléchie sur le bassin, mais encore elle est dans l'adduction, c'est-à-dire que la jambe du côté malade vient s'appuyer contre celle du côté sain. On ne peut la porter dans l'abduction et la rotation en dehors, à cause de la contracture musculaire et des douleurs ressenties par le malade. Cette attitude existe probablement depuis le début de la maladie, puisque l'enfant a boité dès le lendemain.

L'examen des articulations les montre parfaitement intactes : le ventre est tendu, ballonné et surtout contracturé; il est impossible d'explorer la fosse iliaque et la partie voisine de la colonne vertébrale.

Quand l'enfant est mis sur le côté, on découvre un gonflement assez notable de la région comprise entre les côtes et la crête iliaque, surtout de la partie de cette région qui touche à la colonne vertébrale et est occupée par la masse sacro-lombaire : celle-ci est soulevée dans la région que j'indique et forme un relief arrondi et proéminent depuis les fausses côtes jusqu'à la crête iliaque. A la surface de ce relief, quelques veines dilatées remontent de bas en haut, puis disparaissent ; leur volume est notable.

Le simple attouchement réveille une douleur vive, et, les muscles se contractant, je ne puis arriver à reconnaître une fluctuation dont je soupçonne l'existence. L'exploration de la colonne, faite avec soin, ne donne rien. La pression sur les apophyses épineuses ne réveille pas de douleur ; mais, en un point immédiatement en dehors de ces apophyses, du côté du gonflement, je réveille par la pression une douleur extrêmement vive.

Je suis revenu plusieurs fois sur cette exploration parce que j'ai, depuis un instant, la pensée que nous sommes en présence d'une affection aiguë de la colonne vertébrale ; malgré l'attitude du membre, je ne crois pas à une psoïtis primitive, parce que le gonflement occupe la masse sacro-lombaire ; d'autre part, cette dilatation des veines superficielles, très marquée, semble indiquer une difficulté dans la circulation vertébrale proprement dite. Ces raisons, jointes à l'état général grave de l'enfant, me font penser à une affection de la nature des ostéomyélites.

La figure de cet enfant est décolorée, exprime un certain degré de stupeur et d'inquiétude, les lèvres sont sèches et croûteuses; la langue noirâtre, couverte d'enduits fuligineux, le pouls est petit et fréquent. La nuit a été très agitée sans aucun sommeil.

J'ai endormi cet enfant dans le but de rechercher le siège de la collection que la contracture musculaire et la douleur m'empêchent de reconnaître : je n'ai pu cependant me former ainsi une opinion plus précise : le sommeil a été très court.

L'examen fait au point de vue de la miction, de la qualité, de la quantité des urines ne fournit aucune donnée, les urines sont normales.

23 *décembre.* — Aujourd'hui les phénomènes généraux sont les mêmes ; les douleurs sont vives. L'enfant s'est plaint hier toute la journée. La flexion est

plus prononcée, le gonflement de la région lombaire, plus marqué, indique que certainement il y a du pus profondément, et, d'autre part, la contracture des muscles sacro-lombaires et carré des lombes qui immobilisent le thorax de ce côté et le bassin, fait qu'on ne peut reconnaître la fluctuation. Ajoutons à cette raison celle tirée de la considération que l'espace qui sépare la crête iliaque des dernières fausses côtes est très étroit chez l'enfant.

24 décembre. — Aujourd'hui je remarque : 1° un gonflement rénal gauche moins proéminent ; de plus un œdème sous-cutané aussi bien à gauche qu'à droite avec dilatation veineuse plus marquée. Cet œdème et cette dilatation veineuse ne sont pas unilatéraux, mais médians et bilatéraux.En même temps, la douleur à la pression s'est aussi étendue de l'autre côté ; le malade peut allonger plus facilement la jambe.

26 décembre. — L'œdème noté a remonté jusque vers la région dorsale de la colonne vertébrale : il y a un réseau vasculaire très développé sur la ligne médiane jusqu'au tiers inférieur du dos, plus une rougeur œdémateuse, érysipélateuse. L'enfant a en outre un peu d'œdème et de rougeur à la joue droite. Langue sèche, pas de douleurs, plus de calme, pas de diarrhée.

27 décembre. — L'œdème continue ; il existe toujours une plaque rouge du côté droit ; dilatation veineuse très prononcée. L'exploration des mouvements de la colonne vertébrale montre que la région lombaire est d'une rigidité absolue. L'enfant est haletant ; il respire avec difficulté. Nous l'auscultons et nous découvrons une pneumonie double avec souffle, matité, râles crépitants fins. Cette pneumonie occupe la partie moyenne du poumon droit, elle descend plus bas à gauche ; à cause de l'absence absolue de vibrations thoraciques, nous nous demandons s'il n'existe pas une pleurésie ; mais chez l'enfant ce caractère appartient à la pneumonie. Ventouses sèches, potion au kermès, et digitale.

30 décembre. — L'enfant a une pneumonie double, comme nous l'avons déjà signalé, avec des phénomènes généraux alarmants : l'état local reste toujours indécis.

1er janvier 1878. — Du côté de la poitrine, les phénomènes de pleuro-pneumonie diminuent chaque jour. A gauche un peu de souffle et râles crépitants de retour. A droite, souffle plus fort, matité à la base de la poitrine qui semble indiquer un épanchement. La dilatation veineuse existe encore ainsi que l'œdème moins prononcé : la douleur subsiste à un moindre degré.

3 janvier. — Aujourd'hui la fluctuation me paraît certaine, je fais une incision au bord externe de la masse sacro-lombaire, depuis la crête iliaque jusqu'en arrière de la dernière côte ; j'ouvre l'aponévrose de la masse sacro-lombaire, et le muscle fait hernie. Puis, arrivant sur le bord de l'aponévrose, au moment où elle s'unit à celle du transverse, j'ai incisé de nouveau, et suis tombé dans une poche placée entre la masse sacro-lombaire et le muscle grand dorsal. Au milieu de la poche, une apophyse transverse d'une lombaire est absolument dénudée, et le doigt la contourne et arrive plus loin probablement sur un corps vertébral également dénudé. Cette apophyse ainsi dépouillée est rugueuse ; en arrière d'elle, la poche a décollé la masse sacro-lombaire, et va jusqu'aux apophyses épineuses des vertèbres lombaires, peut-être même un peu plus loin ; il est sorti un pus abondant : un tube à drainage est enfoncé dans la poche.

6 janvier. — La respiration est bien revenue du côté gauche où elle est normale ; du côté droit, un peu d'hépatisation à la base du lobe inférieur, avec souffle et râle crépitant. Rien au cœur.

7 janvier. — Aujourd'hui, nouvelle poussée de pleuro-pneumonie dans le côté droit de la poitrine, souffle et frottements perçus au tiers supérieur du poumon. L'état de la plaie est bon ; elle bourgeonne presque ; granulations dans le fond, un peu décolorées. Suppuration abondante.

8 janvier. — Comme hier, frottements considérables sur le haut : égophonie et souffle à la partie moyenne. Je suis surpris de trouver du côté gauche, à la partie inférieure, des râles sous-crépitants et sibilants, avec respiration soufflante, qui n'existaient pas hier. Rien au cœur.

9 janvier. — Abaissement de la température : la pneumonie à droite ne s'est pas accrue ; dans tout ce côté, râles crépitants, sous-crépitants et sibilants. Le souffle est moindre ; toujours du frottement.

10 janvier. — L'enfant se plaint de douleurs vives à l'épaule droite, siégeant au niveau de la tête de l'humérus. La pression sur cette tête réveille la douleur, ainsi que les mouvements de la jointure ; pourtant pas de gonflement, quelques petites veines dilatées à la surface de la peau ; un peu de contracture musculaire. L'état de la poitrine est le même qu'hier ; phénomènes aigus à droite, pouls 120.

11 janvier. — Aujourd'hui, le genou droit est gonflé, particulièrement la partie au-dessus de la rotule est très distendue, de même que celle placée de chaque côté du ligament rotulien ; la synoviale est tellement distendue qu'on se demande si ce gonflement élastique est produit par du liquide. Mais l'examen établit que le genou est fluctuant ; il s'est donc produit un épanchement extrêmement abondant.

Cet épanchement est-il purulent ou non ? Malgré sa brusque apparition, je le crois purulent, et relevant de la pyohémie dont la pneumonie précédente serait aussi un signe. Les extrémités osseuses constituant le genou n'offrent rien à noter.

12 janvier. — Ce que je craignais hier s'est produit : la synoviale est rompue, et l'enfant a éprouvé un certain soulagement. Le liquide infiltre la cuisse dont le volume a augmenté, tandis qu'hier elle était comparable à l'autre. Il y a donc eu rupture de la synoviale.

15 janvier. — Le membre inférieur droit a attiré mon attention depuis deux jours : déjà hier j'avais remarqué un œdème du pied et de la jambe. Aujourd'hui, le pied est toujours œdémateux, le cou-de-pied un peu tuméfié, et rouge au niveau des malléoles.

Au cœur, on trouve un bruit de souffle au deuxième temps, et des frottements péricardiques de la base du cœur. Pouls, 95 ; l'enfant est très décoloré, la langue assez humide.

17 et 18 janvier. — Dans la poitrine, râles crépitants et sibilants des deux côtés ; le pouls est à 120. Le cœur est dans le même état ; je remarque un œdème rouge au niveau des malléoles du côté droit.

Membre inférieur droit. La jambe est un peu œdématiée, cou-de-pied assez œdématié, face dorsale du pied très œdématiée. Les mouvements de la jointure tibio-tarsienne et la pression indiquent que cette jointure n'est pas malade. L'exploration du tibia fait reconnaître à la pression une douleur assez vive au niveau du collet de la malléole externe, et un peu de douleur à la partie moyenne du péroné.

19 et 20 janvier. — Je découvre un abcès dans la région de la malléole externe du côté droit, abcès formé depuis hier : cet abcès ouvert, on reconnaît sa communication avec la jointure tibio-tarsienne. En prenant le pouls radial à gauche, je constate un gonflement des parties molles de l'avant-bras, qui me fait reconnaître un abcès. Le gonflement occupe la partie postérieure de l'avant-bras, entre le radius et le cubitus, et les deux tiers en longueur de la partie moyenne ; il est fluctuant et sans rougeur. Je l'ouvre immédiatement, en constatant qu'il est sous-aponévrotique, mais qu'il aboutit à une dénudation de la partie de la diaphyse du radius.

23 *janvier*. — Il s'écoule par les plaies un liquide séro-purulent assez abondant ; d'autre part, l'œdème du pied a diminué.

24 *janvier*. — Depuis hier, il s'est produit de nouveaux abcès.

Main gauche. — Au niveau de la tête du quatrième métacarpien, ou plutôt dans la jointure de la première phalange avec le quatrième métacarpien, il existe un gonflement rouge, indice probable de pus dans la jointure à ce niveau.

Membre inférieur gauche. — Formation d'un abcès considérable, de la grosseur des deux poings, à la partie postérieure de la cuisse, au niveau du grand trochanter. A l'ouverture il s'est écoulé un flot de liquide séro-purulent, très odorant, mélangé à du sang. De plus, dans ce membre, le toucher révèle, dans toute la partie inférieure de la cuisse, une crépitation fine, sous-cutanée et sous-musculaire, analogue à de la glace pilée ; c'est de l'emphysème.

En percutant vers la partie moyenne de la cuisse, on développe un glou glou, entendu à distance, et un bruit, un piaulement produit par le passage du gaz à travers des espaces vibrants. D'autre part, la percussion de la racine de la cuisse, en avant, démontre une sonorité considérable. En résumé, infiltration gazeuse effroyable, dans toute la cuisse, venue brusquement depuis hier, sans que rien ait pu la faire prévoir : elle s'est développée sur place dans la cuisse, spontanément, sans communication avec les cavités splanchniques.

Hier matin, quand j'ai examiné ce membre, il n'y avait rien ; vingt-quatre heures après, la cuisse est infiltrée de gaz. Les espaces profonds sont occupés par des gaz et un gros abcès s'est produit. Le membre ne traduit que par le gonflement le développement de pareils désordres.

La peau n'est pas changée de couleur, à peine un peu d'œdème de la jambe et du cou-de-pied, œdème que je retrouve au scrotum et un peu à la paroi abdominale.

Du 25 au 27, il apparaît un œdème considérable des membres inférieurs, et une collection nouvelle dans le genou droit. L'infiltration gazeuse persiste toujours dans le côté gauche. L'enfant a passé la nuit sans dormir, il est en proie à un tremblement incessant, et a beaucoup de peine à respirer. Pouls très fréquent, petit. Mort le 27 janvier à six heures et demie du soir.

Autopsie.

Viscères. — *Cœur*. — Un peu de sérosité dans le péricarde ; les valvules aortiques sont un peu rouges, sans vascularisation ; la valvule mitrale a, sur son bord libre, une petite zone dont la coloration ne s'en va pas par le lavage ; cette zone est saillante, et l'épaississement a près de 1 millimètre. Quant à l'endocarde, il n'a qu'une légère teinte opalescente autour des orifices. Les valvules pulmonaires n'ont rien : il en est de même de celles du cœur droit. Les parois du cœur sont un peu décolorées.

Plèvre droite peu adhérente, contenant un peu d'épanchement séreux.

Poumons. — Le *poumon droit* est un peu adhérent, et présente dans son sommet une induration totale non crépitante ; on y trouve une pneumonie très marquée, parvenue au degré de l'hépatisation grise ; dans la base des poumons, on trouve un noyau plus gros qu'un pois, d'un gris jaunâtre. Le poumon crépite à la base, mais non au sommet. Dans le *poumon gauche*, on trouve des lésions analogues moins avancées, et il existe une cavité, grande comme un petit œuf, placée à la partie moyenne du lobe supérieur. Le tissu pulmonaire qui en fait le fond laisse à découvert une bronche disséquée avec ses ramifications ; la plèvre pulmonaire épaissie forme l'autre paroi de cette cavité. Les adhérences de ce poumon à la plèvre étaient considérables et récentes.

Rate. — Sa surface présente une cavité superficielle dont le centre est occupé par un caillot sanguin : cette cavité ouverte est pleine de pus et de détritus purulents.

Reins. — A la coupe, les deux reins offrent les mêmes lésions : la substance corticale est décolorée en général, mais elle est traversée par des vaisseaux gorgés de sang qui établissent une séparation nette entre les lobules.

Cette substance corticale est friable : quant à la substance pyramidale, elle a une coloration encore rougeâtre, mais elle est plus dure, plus résistante, et, à la coupe, présente un tissu blanc, résistant sous le scalpel ; nous avons trouvé deux petits abcès dans le rein droit ; ils étaient placés dans la substance corticale.

Colonne vertébrale. — Au-devant de la colonne, nous avons trouvé la veine cave, contenant à son origine un caillot très adhérent à centre décoloré : plus haut, ce centre était ramolli et diffluent, d'aspect puriforme.

Sur la colonne vertébrale, on remarque les lésions les plus importantes ; au niveau de la région lombaire, il existe sur la face latérale gauche du corps de la troisième vertèbre lombaire une dénudation comprenant toute la face latérale du corps, jusqu'à la ligne médiane ; cette dénudation a pour limites, en avant, le grand surtout ligamenteux antérieur, confondu avec le périoste ; en arrière, un pont de périoste épaissi qui recouvre l'apophyse transverse ; en haut et en bas, les disques intervertébraux.

Il y a, en un mot, autour de la partie dénudée, comme une collerette blanche, épaissie, de toutes les parties ; cette vertèbre est seule dénudée. Mais, à côté, l'apophyse transverse est dénudée sur sa face antérieure, son bord inférieur et supérieur. L'aspect de la surface dénudée du corps vertébral est gris ardoisé, noirâtre, et l'on y voit des orifices vasculaires à bords assez réguliers, agrandis : il en est qui reçoivent une tête d'épingle, ils sont nombreux. Il n'y a plus vestige des vaisseaux qui les traversaient ; il s'en écoule une sanie noirâtre qui donne cette même coloration au corps et aux parties voisines. En même temps, on constate d'abord qu'en haut et en bas, dans une partie probablement limitée, le corps vertébral est séparé de ses disques, en un mot, qu'il y a disjonction partielle. Voilà les lésions qu'on trouve sur l'os extérieurement. Quant à l'abcès né de cette région osseuse, il se porte en dehors, se créant d'abord une cavité dans le muscle psoas, et, continuant ensuite son trajet le long de l'apophyse transverse, vient au dehors, par le trajet que j'ai ouvert.

Par une coupe médiane antéro-postérieure portant sur plusieurs corps vertébraux, au-dessus et au-dessous, en ménageant autant que possible les os, nous avons reconnu qu'il n'y avait pas de pus dans la cavité arachnoïdienne. La moelle se terminant à un pouce plus haut que la lésion, les racines nerveuses passent par leurs trous comme à l'ordinaire.

Dans la partie qui correspond au corps de la troisième lombaire, la dure-mère qui forme la paroi latérale gauche du canal est décollée dans une étendue de 2 centimètres en travers et de 1 centimètre en hauteur. Une couche de pus existe entre elle et l'os. La coupe nous montre tout d'abord que le corps de la troisième vertèbre lombaire est séparé partiellement, en haut et en bas, de ses disques intervertébraux : en plein milieu du corps, comme nous l'avons dit plus haut, la séparation gagne la face latérale gauche. Mais en avant et en arrière, le disque conserve ses adhérences et possède des dimensions comparables à celles des autres articulations. La coupe du corps de la troisième vertèbre lombaire présente tout d'abord une coloration très frappante, après avoir été nettoyée par des lavages.

Cette coloration consiste en une grande tache absolument noire, occupant 1 centimètre en hauteur dans ce corps vertébral : elle est placée à la face postérieure du corps de la vertèbre, et avance de 1 centimètre dans ce corps, puis se bifurque en deux branches qui s'écartent et aboutissent à la face antérieure du corps vertébral. Les branches de bifurcation dessinent un V ouvert en avant; chacune d'elles est constituée par une zone noirâtre de 2 millimètres de hauteur. La tache noire d'où elles partent est en réalité une cavité creusée en plein corps de la vertèbre et remplie par une substance noire, de la couleur de l'encre de Chine forte : les zones noirâtres, qui en partent, correspondent à des aréoles dilatées du tissu spongieux pleines de la même substance. Cette substance noire tache un peu en rouge le linge.

En réalité, la tache n'est qu'une apparence, car elle disparaît par le lavage ainsi que la coloration dont je parle ; la coloration du reste du tissu spongieux est rosée.

Les orifices de la surface du corps de la vertèbre dénudée aboutissent dans les aréoles noires du V dont je viens de parler. On peut déjà expliquer ce qu'est cette cavité noire et ce que sont ces zones : la cavité noire correspond au confluent des veines du corps de la vertèbre qui se jettent dans le plexus veineux rachidien latéral.

La substance osseuse a disparu au niveau de ce confluent ; la paroi même des veines du sinus a disparu aussi et on a une cavité osseuse, pleine à la fois de cette matière noire, qui n'est autre que du sang d'abord coagulé, et plus tard diffluent, mêlé à du pus.

Cette destruction des veines à la sortie des os est là ce qu'elle était à la surface; on en a la preuve dans ce qui se passe au-dessus et au-dessous de la vertèbre affectée, dans les plexus intra rachidiens et les veines rachidiennes.

En effet, partant de la cavité noire et remontant un peu au-dessus, on trouve les veines de ce plexus coagulées, offrant contre le corps de la deuxième et de la première vertèbre le même aspect : les petites veines transversales sont même oblitérées. Le caillot qu'elles renferment est noir, adhérent, on ne peut le séparer de sa mince paroi.

A côté, dans une veine intra-rachidienne d'un plus gros calibre, on trouve un caillot avec un point jaune au centre, point ramolli qui s'écoule comme une goutte de pus.

De même, à la surface des corps vertébraux, on voit plusieurs veines nées du corps de la vertèbre, oblitérées, suivre leur trajet parallèlement au corps et aboutir à un tronc présentant le même état : ainsi les plexus intra-rachidiens sont enflammés et les veines extra-rachidiennes ont subi la même inflammation. En quelques points, autour de ces veines, on trouve un peu de pus verdâtre et la paroi veineuse est détruite en regard.

Nous n'avons pas suivi ces veines jusque dans la veine cave, avec laquelle elles commnniquent, mais nous avons vu que celle-ci présentait un caillot dans les mêmes conditions. La phlébite intra-rachidienne remontait dans la région dorsale de la colonne vertébrale.

Articulation tibio-tarsienne droite. — Cette articulation contient du pus, on en trouve aussi dans l'articulation péronéo-tibiale, et ce pus communique avec la gaine des tendons fléchisseurs.

Les surfaces articulaires tibio-tarsiennes paraissent altérées ; ainsi, le cartilage qui recouvre la face articulaire de l'astragale est aminci, et disparaît sur la ligne médiane de la poulie en avant; dans les autres points, pourtant, il est blanc et très élastique ; sur le milieu, il est très aminci et comme résorbé. De même sur la surface inférieure du tibia, le cartilage est aminci, mais sans ulcération. La synoviale présente dans ses culs-de-sac, autour des surfaces articulaires, un gonflement qui forme de petits bourrelets rouges et vasculaires : c'est un commencement de fongosités.

Tibia droit. — Sur la diaphyse, au-dessus du cartilage épiphysaire, à environ 1 centimètre, se trouve, au niveau de la face externe de cet os, dans l'étendue de 1 centimètre carré, une dénudation de l'os ; par une coupe à ce niveau on arrive à une portion de l'épiphyse adjacente infiltrée de pus.

Il y a donc eu là une ostéomyélite concomitante, comme la clinique semblait l'indiquer : le périoste a disparu sur la partie dénudée ; partout, à côté, il est sain et le tissu osseux normal. Le reste du tissu de l'épiphyse est aussi intact, n'est pas rouge, et le cartilage conjugal est normal.

Le tibia, coupé longitudinalement, montre que la moelle n'est pas atteinte, mais elle a plutôt une couleur jaune anémique : le tissu compact est absolument sain et a la couleur de l'ivoire.

Articulation du genou droit. — Elle est pleine de pus jaune verdâtre, mais les cartilages n'ont rien ; ce pus s'échappe en haut, sous les parties molles de la cuisse, par une grande ouverture, et vient former une collection considérable.

Les cartilages articulaires sont parfaitement sains ; quant à la synoviale, elle est recouverte d'une couche grisâtre, fongueuse dans toute son étendue, ce qui augmente son épaisseur ; elle n'est pas vascularisée, et les os qui forment l'articulation n'ont rien.

Péroné. — A l'extrémité inférieure, la partie renflée de la diaphyse est absolument dépourvue de son périoste à sa partie interne, dans une étendue d'un centimètre, en dedans et un peu en arrière ; en ce point, l'os a une apparence inégale, érodée. Les canaux osseux du tissu spongieux arrivent à sa surface ; ils sont rouges, vasculaires, et toute l'épiphyse a une coloration rosée ; cette lésion approche de très près du cartilage épiphysaire, mais celui-ci est pourtant sain et, quand on sépare la diaphyse de l'épiphyse, il reste une couche de tissu adhérent. La lésion est donc très près du cartilage épiphysaire, mais ne l'atteint pas ; elle siège dans l'articulation péronéo-tibiale et, comme la synoviale de l'articulation tibio-tarsienne remonte au-dessus du cartilage pour communiquer avec la péronéo-tibiale, il en résulte que la lésion de l'os s'est ouverte dans cette dernière, et par suite dans l'articulation tibio-tarsienne. Le cartilage articulaire du péroné qui correspond à l'articulation péronéo-tibiale a disparu ; on sait que ce cartilage est au-dessus du cartilage épiphysaire. Ainsi, il y a eu une ostéite de l'extrémité inférieure du péroné, au-dessus de l'articulation péronéo-tibiale. En sciant le péroné dans sa longueur, on voit que cette ostéite remonte vers la diaphyse, et s'arrête à peu près à un centimètre du canal médullaire ; la moelle dans ce canal a une couleur pâle.

Radius gauche. — A sa partie inférieure, dénudation limitée de 2 cen-
timtères de longueur dans la partie de la diaphyse qui se renfle ; le tissu
spongieux correspondant est infiltré de pus. Le cartilage épiphysaire est sain.
L'articulation du poignet ne renferme pas de pus.

Examen des urines durant la maladie. A aucune époque, on n'a constaté la
présence d'albumine dans les urines.

OBSERVATION XXII. — *Ostéomyélite de l'os iliaque.* — *Mort.*

Résumé. — Fille de onze ans. — Pas d'antécédents scrofuleux ou rhumatismaux. En apprentissage depuis deux mois. Travaille debout et se fatigue.
Début de la maladie le 18 septembre, sans cause, par douleurs vives à la fesse
gauche. Le lendemain 19, accroissement de la douleur et fièvre violente. Entre
à l'hôpital le 2 octobre. Abcès sous-périostique considérable de la fesse gauche,
ouvert le 14 octobre. 1er novembre, perforation spontanée de l'os iliaque reconnue, permettant d'arriver avec un stylet dans la fosse iliaque interne où
existait un second abcès sous-périostique. Pus tard, phlébite dans la veine
iliaque remontant jusqu'à la veine cave, œdème considérable des membres
inférieurs. Frissons répétés ; mort le 20 décembre.

Autopsie. — Dénudation de l'os iliaque dans la partie correspondante aux
deux fosses, trépanation spontanée et infiltration purulente du tissu spongieux
de cet os ; pus et lésions secondaires dans l'articulation sacro-iliaque.

Observation. — Fromont (Louise-Pauline), âgée de onze ans, salle Sainte-
Eugénie, n° 28, entrée le 2 octobre 1877, hôpital Sainte-Eugénie.

Cette enfant a joui de la meilleure santé, durant sa première enfance, et
n'a eu aucune des affections éruptives ou scrofuleuses de cet âge. Elle habite
avec ses parents un logement sain, et n'a jamais eu d'affections rhumatismales. Elle travaille depuis six mois dans une fabrique de chocolat, et depuis
quelque temps elle se plaint de fatigue assez grande, après sa journée de
travail. Le 10 septembre au soir, elle rentra chez sa mère en accusant une
douleur assez vive à la fesse du côté gauche, douleur qui la faisait boiter depuis
quelques heures; aucune blessure ne pouvait expliquer son apparition : le
repos de la nuit atténua un peu cette douleur, et l'enfant se leva le lendemain, mais elle dut garder le lit dans la soirée du 19, la douleur ayant reparu
avec une grande violence ; elle avait en outre de la fièvre, et la nuit suivante
fut très agitée. On la soigna chez elle pour un rhumatisme jusqu'au 2 octobre,
jour de son entrée à l'hôpital. Le 21 septembre, un gonflement s'était produit à
la fesse où la douleur avait été ressentie tout d'abord.

A son entrée à l'hôpital, cette enfant présente un visage abattu, d'une pâleur extrême, malgré l'existence d'une température élevée, 40°. Elle s'est
plainte toute la nuit de douleurs excessives.

Couchée sur le côté droit, elle pousse des cris affreux, toutes les fois qu'on
l'approche. Néanmoins, avec beaucoup de précautions, on arrive à reconnaître que le membre inférieur gauche avec la hanche sont parfaitement
sains. La douleur occupe la région de l'os iliaque qui avoisine la partie
supérieure de la fesse, près de la partie la plus reculée de la crête iliaque,
elle est, au toucher, excessive. Un gonflement limité à la partie postérieure
de la fosse iliaque existe à ce niveau, et s'étend du côté de la symphyse

sacro-iliaque, jusqu'à la ligne médiane. Ce gonflement fait corps avec l'os ; il est très œdémateux au niveau de la symphyse, et à la surface de la peau on voit quelques veines dilatées qui se dirigent vers la ligne médiane postérieure du corps.

L'idée d'une arthrite suraiguë de la jointure sacro-iliaque fut celle qui se présentait tout naturellement à l'esprit ; la douleur avait son maximum à ce niveau ; de plus, en rapprochant les surfaces du bassin et du sacrum, on développait encore une douleur excessive, qui suivait un trajet descendant le long du nerf sciatique.

Depuis l'entrée de l'enfant jusqu'au 14 octobre, la température est toujours très élevée, oscillant entre 39° et 40°, et les douleurs intolérables.

Une vaste collection purulente, étant alors manifeste, fut ouverte, et l'on reconnut que l'os iliaque était à nu dans une assez grande portion de son étendue avoisinant la partie postérieure de la crête. Malgré cette incision l'état général ne fut pas amélioré. Reprenant mon service, le 1er novembre, je constatai l'existence d'une communication entre la fesse et la cavité abdominale par une perforation de la fosse iliaque interne, où le pus s'amassait comme il l'avait fait primitivement à la fesse. De plus, l'articulation sacro-iliaque était complètement désunie, et l'on déterminait un très grand jeu de l'os iliaque sur le sacrum ; la suppuration était excessive, et le pus mélangé à de petites parcelles osseuses.

Le 2 novembre, la perforation spontanée fut agrandie de manière à permettre plus facilement l'évacuation du pus, et un gros drain fut introduit dans le trajet ; des lavages phéniqués bi-quotidiens furent pratiqués. Mais l'enfant s'affaiblissait chaque jour, elle était couchée sur le côté droit, les cuisses fléchies sur le ventre, ne pouvant supporter aucune autre position. Cet état dura jusqu'au 25 novembre.

25 *novembre*. — Je remarque que la suppuration a beaucoup diminué ; les plaies sont sèches ; en même temps, depuis hier, un œdème considérable s'est développé dans les membres inférieurs, moins considérable cependant du côté gauche. Pas d'œdème facial, un peu de diarrhée, pas de vomissements.

2!) *novembre*. — L'œdème a gagné le membre du côté sain, depuis le pied jusqu'à la fesse. La cause de cet œdème se trouve probablement dans une oblitération qui s'est étendue à la veine cave inférieure. Pas d'albuminurie. La suppuration est très abondante et fétide.

8 *décembre*. — Aujourd'hui, il existe un œdème de la paroi abdominale qui s'explique par la position de l'enfant, toujours couchée sur le ventre. De la diarrhée de temps en temps, pas de vomissements, mais très peu d'appétit.

10 *décembre*. — A la partie superficielle de la peau des jambes, des cuisses, on aperçoit de petits points noirs, formant comme un piqueté, avec des plaques plus grandes ; c'est du *purpura*. En même temps, la peau présente sous le pied de petites vergetures.

11 *décembre*. — Hier l'enfant a eu un frisson qui a duré presque une heure. Pas d'albuminurie.

13 *décembre*. — Suppuration abondante, des eschares multiples se forment au niveau des saillies osseuses qui portent sur le lit ; à la jambe, là où il y avait des plaques hémorrhagiques, se trouvent de grandes phlyctènes rougeâtres. Hier l'enfant a eu un frisson d'une demi-heure suivi de chaleur.

15 *décembre*. — Hier, trois ou quatre frissons dans la journée, d'un quart d'heure ou d'une demi-heure ; diarrhée.

17 *décembre.* — Du 17 au 20 décembre, nouveaux frissons, diarrhée colliquative jusqu'à la mort qui a lieu le 20.

20 *décembre.* — Mort.

L'autopsie n'a pu être faite à cause d'une opposition ; mais nous avons pu examiner l'os iliaque en incisant les parties molles à l'amphithéâtre et nous avons reconnu : 1° une dénudation de la moitié postérieure de la fosse iliaque avec légères érosions de l'os ; à deux travers de doigt de la crête iliaque et à un pouce environ de l'articulation existe une perforation irrégulière de l'os ayant les dimensions d'une pièce de cinquante centimes. A côté, l'os présente des irrégularités et de petites ouvertures par lesquelles le pus suinte. Vers la partie la plus épaisse de la crête iliaque, existe une petite esquille détachée. En coupant l'os dénudé avec un fort scalpel, on fait sortir du pus infiltré entre les deux lames près de la crête iliaque. Enfin, l'articulation sacro-iliaque est désunie, et les surfaces de la symphyse dépourvues, dans presque toute leur étendue, de leur tissu unissant.

OBSERVATION XXIII. — *Ostéomyélite ancienne du tibia droit ; nécrose tardive d'une grande partie de la diaphyse de cet os.*

Résumé. — Garçon, huit ans et demi. Entré à l'hôpital le 16 janvier 1878 pour une nécrose du tibia, déterminée par une ostéomyélite ancienne remontant à dix-huit mois. Le séquestre comprend une bonne partie de la diaphyse du tibia. Un os nouveau l'a recouvert en partie ; de plus l'os ancien, par le fait du développement de haut en bas de l'os nouveau, a suivi un déplacement analogue de haut en bas. — L'os nouveau est plus long, plus volumineux que son congénère ; le péroné, sans avoir été atteint, a subi un développement plus considérable. — Modifications qui en résultent dans la forme et l'attitude du membre. 23 mars, extraction du séquestre, c'est-à-dire de l'os ancien. — La guérison fut rapide et terminée définitivement le 1er mai.

Masurier (Émile), âgé de huit ans et demi, salle Napoléon, n° 45, entré à l'hôpital Sainte-Eugénie le 16 janvier 1878.

Père et mère bien portants ; grand-père maternel mort à soixante-dix ans et grand'mère maternelle à plus de quatre-vingts ans.

Grand-père et grand'mère paternels bien portants.

Il y a dix-huit mois, l'enfant était sur des planches, lorsque le maître de ces planches le chassa ; il tomba, se releva et rentra chez lui sans souffrir. Dans la nuit, il eut des souffrances assez vives, sa jambe gonfla. Un médecin appelé trois jours après l'apparition des douleurs constate un gonflement qui part du genou et descend jusqu'à la partie moyenne de la jambe. Il crut à une fracture et mit un appareil qu'il fut obligé d'enlever le lendemain à cause de l'intensité des douleurs. La fièvre était très forte et l'enfant délirait la nuit. En huit jours un abcès volumineux se forma et fut ouvert. D'autres s'ouvrirent spontanément plus tard. Tel a été le début, et depuis lors l'enfant a toujours gardé le lit ou la chambre avec des fistules qui ont suppuré.

18 *janvier.* — *État actuel.* — *Membre inférieur.* — *Jambe droite.* — Sur toute la partie de la jambe correspondant à la face interne de la diaphyse du tibia, entre les épiphyses supérieure et inférieure de cet os, qui sont intactes,

existent des fistules en rapport avec un os nécrosé, au nombre de cinq.

Par l'une de ces fistules, l'inférieure, sort une portion du tibia longue de 5 centimètres ; c'est la partie inférieure de la diaphyse du tibia. Cette partie est mobile, quoique pourtant elle tienne encore par sa partie supérieure ; elle est couchée sur la face externe de la jambe, vers la partie postérieure qu'elle ulcère. Autour de ces fistules, les téguments superficiels épaissis, indurés, reposent sur le squelette nouveau, auquel elles adhèrent complètement. C'est l'étude de ce squelette nouveau qu'il est intéressant de faire.

Disons d'abord que l'articulation du genou est absolument saine et jouit de tous ses mouvements. La portion articulaire de l'épiphyse supérieure du tibia paraît donc n'avoir subi aucune atteinte ; il n'en est pas de même de la partie inférieure de ce renflement ; on en juge par un accroissement considérable de son épaisseur ; le diamètre antéro-postérieur de la tubérosité interne est au moins d'un tiers plus long que l'autre.

A cette hypérostose succède la diaphyse de l'os nouveau d'un volume considérable.

Cet os nouveau remplace la diaphyse ancienne : celle-ci est la portion d'os nécrosé sortant par la plaie. Elle est reçue en partie dans l'os nouveau, mais en sort en partie. L'os nouveau a ceci de particulier qu'il est énorme, sa face interne a 6 centimètres à la partie moyenne de la jambe au lieu de 2 ou 3 qu'elle devrait avoir : d'où, une circonférence de la jambe de 20 centimètres du côté malade, et de 17 du côté sain. En même temps qu'il est plus épais, l'os nouveau est plus long : je trouve 5 centimètres de longueur de différence.

Quant à la résistance, celle de l'os nouveau est très grande. Sa surface est unie, le bord antérieur régulier.

Cette plus grande longueur du tibia a amené des changements dans les rapports des os voisins avec lui : le péroné mesuré avec soin a 2 centimètres au moins de plus en longueur que son congénère. Cette augmentation était nécessaire, sous peine de dislocation, dans les jointures péronéo-tibiales et tibio-tarsiennes. Pourtant l'allongement du péroné n'est pas en rapport avec celui de l'os nouveau ; on en a la preuve en ce qu'à l'état normal, la pointe de la malléole interne est placée plus haut que la malléole externe : or dans le membre malade, la malléole interne descend plus bas que l'externe. Il en résulte de nouveaux rapports du pied avec la jambe : le pied a été chassé par la jambe en dehors ; son axe et celui de la jambe forment un angle vers la malléole interne. Cet angle est ouvert en dehors. Par suite l'enfant a un pied valgus très prononcé, sans être pied plat.

Parlerai-je de quelques modifications des parties molles, qui ne sont pas le propre du mal, mais de toutes les altérations chroniques de longue durée ? Ce sont : une augmentation considérable des poils, augmentés en nombre, en volume, en épaisseur ; la face antérieure et la face interne de la jambe ont des poils de 1 centimètre : un réseau veineux superficiel dessinant de grands espaces polygonaux, occupant toute la face externe de la jambe ainsi que le côté externe du genou, une partie du creux poplité et disparaissant dans la cuisse au niveau du quart inférieur. De même, en dedans, on voit la veine saphène interne très dilatée : de la racine du membre au genou, et à partir du genou dans la jambe, elle est entourée d'un réseau veineux volumineux, constitué par des veines grosses comme des plumes de pigeon.

23 *mars* 1878. — En incisant le pont intermédiaire qui recouvre la partie moyenne du séquestre, j'ai rendu celui-ci complètement mobile ; ce pont in-

lermédiaire est d'ailleurs constitué par des parties molles, et aussi par une lame osseuse nouvelle. Le séquestre a 12 centimètres de longueur; il comprend tout le corps du tibia, sauf une partie superficielle de la face postérieure. Les trois faces en sont lisses et unies, mais immédiatement au-dessous de la surface le tissu compact est transformé en tissu spongieux.

Le séquestre comprend donc tout le cylindre du tibia, avec les particularités que j'indique; il existe encore un canal médullaire, mais qui paraît plus petit. Il a une couleur jaune-feuille morte; en certains points, on voit un piqueté noir; les parties centrales sont d'un jaune plus clair. Les portions qui sont spongieuses et qui étaient en contact avec les bourgeons charnus du nouvel os sont remplies par ces bourgeons qui montent dans leurs anfractuosités.

Le corps de ce séquestre est élargi à son extrémité supérieure, il correspondait à la portion de la diaphyse qui se continue avec la portion épiphysaire : mais ce séquestre était descendu par le fait de l'hypérostose supérieure. On en a la preuve par cette remarque que les cicatrices de l'incision antérieure sont situées plus haut que ne l'était le séquestre.

Ainsi, l'une d'elles occupe le côté interne sous la tubérosité interne du tibia; elle est placée un pouce plus haut que ne l'était la diaphyse du tibia enlevé.

25 *mars*. — La grande gouttière qui a succédé à l'extraction du séquestre se recouvre aujourd'hui de bourgeons charnus qui commencent déjà à se réunir pour la combler.

1er *mai*. — La cicatrice est complète, et l'enfant est aujourd'hui guéri.

OBSERVATION XXIV. — *Ostéomyélite du fémur droit. — Fracture spontanée de cet os. — Guérison.*

Résumé. — Fille de trois ans, a eu à l'âge de dix mois une atteinte d'ostéomyélite, caractérisée par fièvre violente, douleurs très vives et abcès sous-périostique qui se forma à la partie supérieure et moyenne de la cuisse droite, en cinq ou six jours. — Elle en avait conservé un trajet fistuleux. — Le 10 juillet, 1877, dans son lit, elle a eu une fracture spontanée de la cuisse. Elle entre à l'hôpital le 11 ; on constate une hypérostose de la partie supérieure du fémur, avec signes certains de la fracture : mobilité anormale. — Existence de deux trajets fistuleux communiquant, l'un à une surface dénudée, l'autre avec le foyer de la fracture. — Pas de séquestres mobiles ; peut-être séquestres invaginés. — La consolidation de la fracture a eu lieu, mais les trajets fistuleux subsistaient quand l'enfant a quitté l'hôpital.

Gérard (Lucie), âgée de trois ans, salle Sainte-Eugénie, n° 15, entrée le 11 juillet 1877 à l'hôpital Sainte-Eugénie.

Père et mère bien portants : voici les renseignements que nous donne la mère sur cette petite fille : jusqu'à l'âge de dix mois, l'enfant, que la mère allaitait, n'avait rien eu, et se portait assez bien : à ce moment, la mère essayait de la faire marcher, lorsque tout à coup, sans cause, l'enfant se mit à pousser des cris lorsqu'on la touchait, elle eut quelques nuits agitées, des vomissements, une forte fièvre, et en cinq à six jours se forma un abcès considérable à la partie moyenne et supérieure de la cuisse droite ; cet abcès fut ouvert environ huit jours après le début ; depuis, il est resté une fistule qui ne s'est plus fermée.

Cinq à six mois plus tard, un second abcès se forma à côté du trajet fistuleux, ainsi que plusieurs autres consécutifs au premier : au moment où les abcès se formaient, l'enfant avait de nouveaux phénomènes fébriles, et ses nuits étaient sans sommeil.

Depuis, l'enfant n'a jamais marché, et la mère ne l'a d'ailleurs jamais tenté ; la petite fille était au lit, et remuait bien les jambes.

Le 10 juillet 1877, à la suite d'un mouvement, elle poussa des cris et la mère reconnut que la jambe droite était inerte ; un médecin appelé constata l'existence d'une fracture de cuisse, et l'enfant fut amenée à l'hôpital.

A l'examen, on remarque au premier abord que le membre inférieur est dans la rotation en dehors, et immobile dans cette attitude ; en prenant le segment inférieur de la cuisse, on détermine manifestement une mobilité anormale un peu au-dessus de la partie moyenne, et on développe une crépitation rude et sèche.

Il existe donc une fracture spontanée de cuisse ; cette fracture s'est opérée dans ce membre dont les parties molles ainsi que le squelette sont profondément modifiés.

A partir du milieu de la cuisse, en se dirigeant vers la racine du membre, les parties molles sont en effet indurées, et font corps avec le fémur sur lequel elles ne glissent plus.

Sur la face externe de la partie moyenne de la cuisse, la peau présente un enfoncement avec un bourgeon charnu au centre, et un orifice dans le bourgeon. Au même niveau, sur la face antérieure, se trouve un second orifice communiquant avec le premier par un trajet fistuleux.

L'examen du squelette montre que le fémur est gonflé à partir du grand trochanter : ce gonflement atteint son maximum vers l'union du tiers supérieur avec le tiers moyen de la cuisse, et il disparaît avec le gonflement des parties molles. On sent à travers les téguments que l'os est irrégulier, inégal et d'un très gros volume jusqu'au lieu de la fracture.

Dans l'exploration du premier trajet fistuleux, le stylet pénètre sur une surface osseuse dénudée dans une assez grande étendue. Comme on tombe obliquement sur cette surface, on ne se rend pas bien compte du fait de savoir si le stylet pénètre dans l'intérieur du fémur. L'exploration du trajet antérieur est plus instructive, en ce qu'ici on tombe perpendiculairement sur la face antérieure de l'os, et le stylet s'engage dans un orifice creusé à travers le fémur qu'il parcourt dans une assez grande étendue et qui correspond au foyer de la fracture. On ne trouve pas de séquestre mobile par l'exploration avec deux stylets qui se rencontrent à la surface de l'os. Néanmoins, tout porte à croire à l'existence d'une nécrose invaginée consécutive à l'ostéomyélite du début ; c'est à elle qu'il faut rapporter la persistance de la suppuration d'une part ; en second lieu l'affaiblissement progressif du tissu compacte au niveau de cette nécrose a favorisé la production de la fracture qui a été déterminée sous l'influence de l'action musculaire.

Dans cette pensée qu'on aurait tôt ou tard à retirer un fragment osseux frappé de mort, le membre fut placé dans des attelles plâtrées, disposées en gouttière, de manière à pouvoir surveiller le foyer de la fracture.

Aucun accident n'est survenu, la consolidation de la fracture s'est produite, mais elle a été vicieuse en ce sens que le membre est resté dans une rotation en dehors assez prononcée. Après deux mois de traitement, la consolidation est suffisante, mais les trajets fistuleux ont persisté depuis, laissant écouler une suppuration peu abondante.

En vue de suivre ultérieurement la marche de l'affection, j'ai conservé cette enfant dans mon service : il n'est jamais sorti d'esquilles, le cathétérisme d'un trajet arrive sur une surface dénudée aujourd'hui petite. L'enfant quitte l'hôpital dans cet état le 15 novembre.

LÉGENDES DES PLANCHES

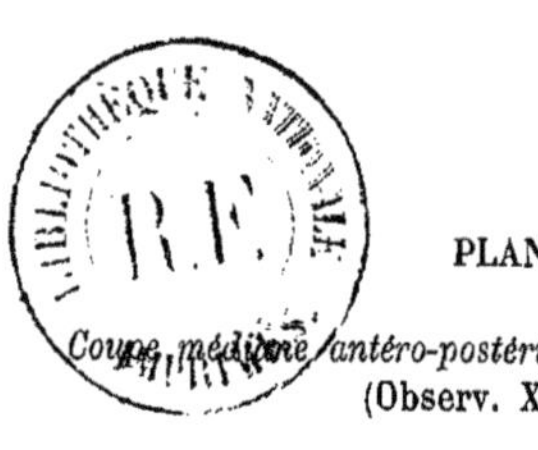

PLANCHE I.

Coupe médiane antéro-postérieure de la colonne vertébrale
(Observ. XXI, p. 155).

1. Destruction médiane et partielle du disque intervertébral supérieur de la troisième vertèbre lombaire.
2. Destruction plus complète du disque intervertébral inférieur de la troisième vertèbre lombaire.
3. Corps vertébral de la troisième vertèbre lombaire.
4. Cavité creusée dans la partie postérieure de cette vertèbre pleine d'un liquide couleur sépia.

Colonne vertébrale avant la coupe (Observ. XXI, p. 155).

1. Troisième corps vertébral dénudé sur sa partie latérale, le périoste est détruit circulairement.
2, 2, 2. Nombreux orifices communiquant avec de petites cavités creusées dans le corps de la vertèbre ; ces cavités sont remplies par du pus sanieux.
3, 3. Veines oblitérées.
4. Trou correspondant à la destruction du disque intervertébral inférieur de la troisième vertèbre lombaire.

PLANCHE III, Figure 1.

Extrémité inférieure du fémur (Observ. VIII, p. 117).

1. Canal médullaire rempli de pus.
2. Cavités spongieuses purulentes, à l'extrémité inférieure du canal médullaire du fémur.
3. Infiltration purulente du tissu aréolaire.
4. Cartilage conjugal sain.
5. Épiphyse saine.

Figure 2.

Infiltration purulente de l'extrémité inférieure de la diaphyse du fémur
(Observ. XVIII, p. 146).

1. Taches jaunes. — Infiltrations jaunes.
2. Ilots de moelle rouge inflammatoire.
3. Décollement du périoste.
4. Cartilage conjugal sain.
5. Épiphyse dont le tissu réticulé est plein de moelle rouge.

Figure 3.

*Abcès sous-périostique de l'extrémité inférieure du fémur dans l'espace que
limitent les branches de bifurcation de la ligne âpre* (Observ. XVIII, p. 146).

1. Périoste incisé et étalé de manière à montrer la cavité de l'abcès.
2, 2, 2. Nombreux orifices dilatés de la surface de l'os correspondante à l'abcès (état criblé de l'os).
3, 3, 3. Liens vasculaires unissant le périoste et l'os, recouverts d'une couche d'un pus poisseux.

PLANCHE IV, Figure 1.

Infiltration purulente de l'extrémité supérieure du fémur qui fait à la coupe une tache jaune verdâtre (Observ. VIII, p. 117).

1. Infiltration purulente.
2. Cavités creusées dans l'os, taches noires.
3. Destruction partielle du cartilage conjugal unissant la tête du fémur à son col.
4. Infiltration purulente faisant tache dans la tête du fémur.
5. Destruction partielle assez étendue du cartilage unissant le grand trochanter au col du fémur ; commencement de disjonction apophysaire.

Figure 2.

Diaphyse du fémur (Observ. VIII, p. 117).

1, 1. Moelle rouge.
2, 2. Purulence de la moelle ; taches jaunes, ramollissement jaune.
3. Orifice de la trépanation.

PLANCH E V, igure 1.

Décollement épiphysaire complet de la téte du fémur (Observ. XVII, p. 143).

O, O, O. Orifices ou godets des canaux creusés dans le cartilage et dans l'os.
C. débris du cartilage conjugal qui sont restés sur la tête du fémur.
T. Tête du fémur décollée retenue seulement par un lambeau non détruit du
périoste.
P. Périoste.
C. Fémur.

Figure 2.

Altérations du cartilage de la téte du fémur (Observ. XVII, p. 143).

G. Godets.
G. D. Dépression.

Figure 3.

Extrémité inférieure du fémur (Observ. XVI, p. 141).

G. Godets.

Fig. 1.

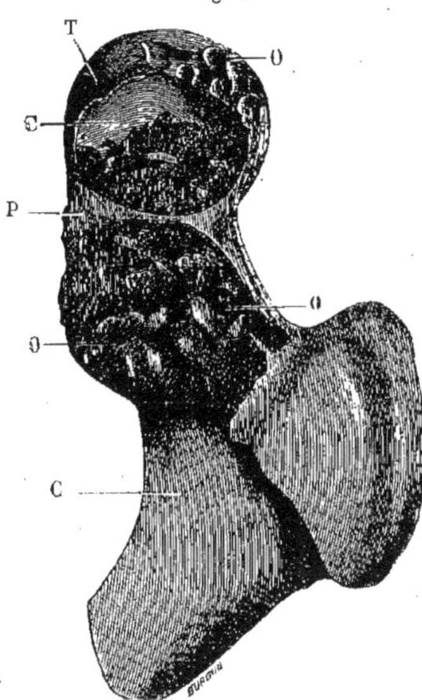

Fig. 2.

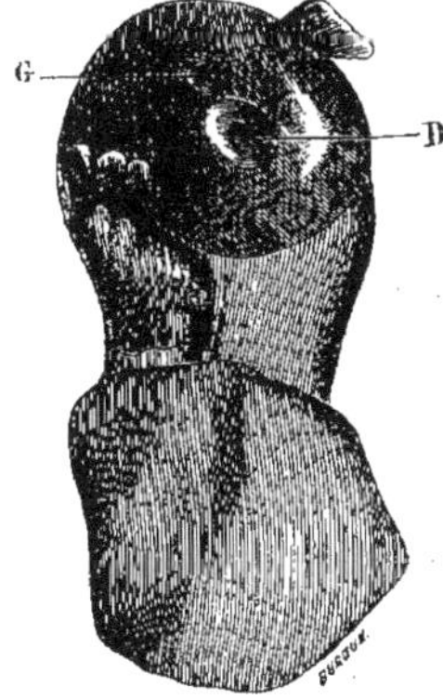

Fig. 3.

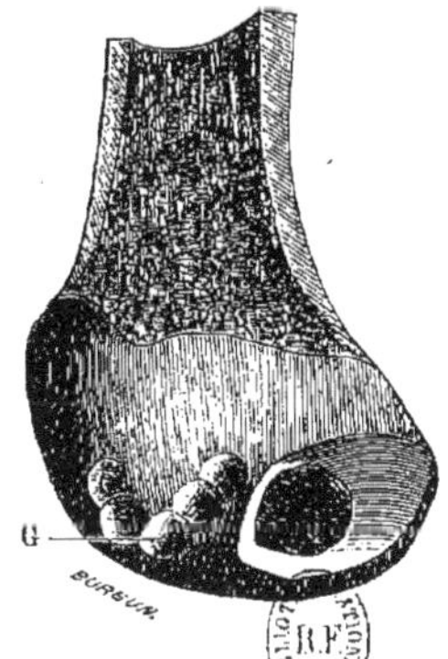

PLANCHE Vl, Figure 1.

Nécrose diaphysaire du tibia, raréfaction considérable du tissu compacte
(Observ. XXIII, p. 165).

Figure 2.

Conformation et attitude d'un membre atteint d'ostéomyélite ancienne avec
nécrose diaphysaire du tibia (Observ. XXIII, p. 165).

Fig. 1.

Fig. 2.

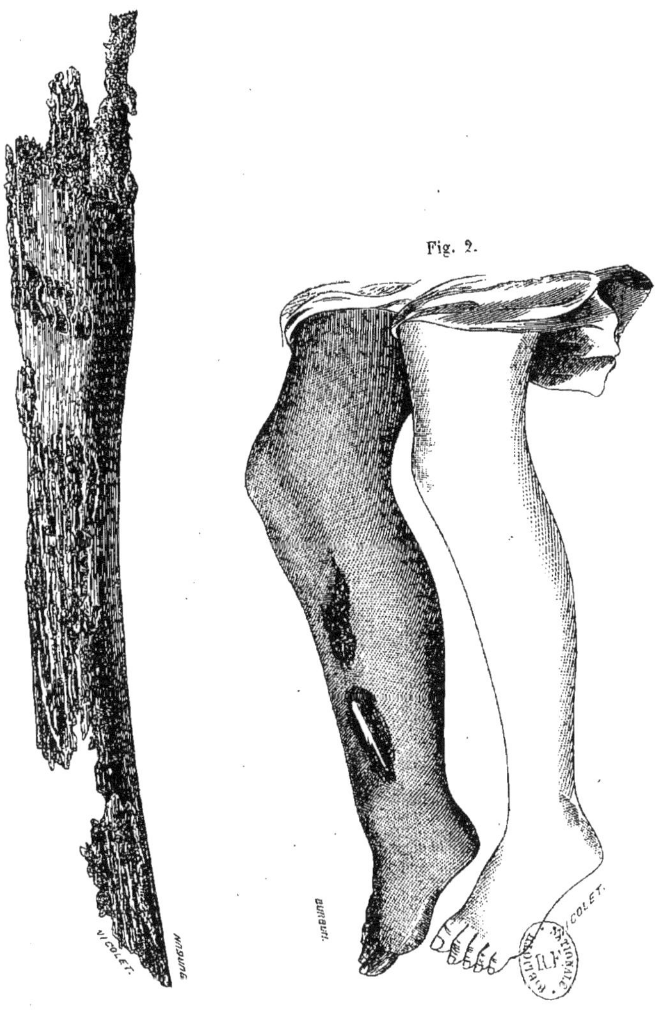